十年健保回顧

地區醫院民眾之求醫行為分析
——以台北縣為例

賴文福　著

目　錄

序

"我們為什麼要看病?"——珍貴的資料和人文關懷

賴文福教授的新書「十年健保回顧：地區醫院民眾之求醫行為分析－以台北縣為例」即將出版，請我寫序。欣然應命，不敢言序，書就幾點感想，為新書補頁。

本書是賴教授和他的團隊的研究成果，以「民眾就醫行為」為題，聚焦於台北縣地區醫院。這是步步腳印深入田野的研究，首先，要向研究團隊和帶領他們的文福教授致敬。

其次，本書探討的「民眾求醫行為」是普世關注，具多層面的課題。在台灣健保制度下，更有其各方關切、全民注目的嚴肅層面。本書以地區醫院為探討標的，讓我們在思考全民醫療照護體系中，社區以及地區醫院的未來角色時，有了第一手資料，彌足珍貴。

我在台北醫學大學主持一門課「醫療行為學」，是醫學系學生在進入臨床實習前的必修課，「就醫行為」是重點課題之一，感謝賴教授和團隊夥伴們提供了本土及當前的資料。

再者，文福教授是一位傑出的學者、臨床家。憶及第一次相識是在約十四年前的北醫校園。其時，我剛離開史丹福大學，返回我的母校台北醫學院，參加北醫復興建設的隊伍。主持校務的重要任務之一是為校覓才。我見到了文福教授和其時在新竹執業的林仲醫師。兩位的專業才華和認真處世態

度，令我非常印象深刻。尤其他們的寬廣視野，我由衷佩服。
有幸請賴教授在完成哈佛大學的博士研究，加入北醫團隊。
十載歲月，他在再生醫學、生醫材料研究開花結果。文福教
授另一個傑出的成就，是和其夫人俞冰心女士攜手塑造了台
北愛樂交響樂團，享譽國際。文福教授更是台北醫學大學醫
學人文研究所創立的夥伴，從十年前在醫學研究所下的「醫
學人文組」到當今獨立成所，一路筚路藍縷，我深深感謝敬
佩這一位拓荒開創的夥伴。

　　相信您會重視這本書的資料，閱讀之餘，看到的不祇是
數字，更有字裡行間念茲在茲的人文關懷，以及社會福祉。

　　　　　　　　　　　胡俊弘　　　敬筆

　　　　　　　　　　臺北醫學大學

　　　　　　　　　　　（1992～2002）

　　　　　　　　　　醫學人文研究所創所所長

　　　　　　　　　　皮膚學科主任教授

　　　　　　　　　　史丹福大學醫學院臨床教授

　　　　　　　　　　　2005 年 4 月 於台北

序

　　地區醫院主要功能為社區醫療，在醫療服務體系中具有樞紐的地位。過去數十年來，台灣地狹人稠，社會發展變遷快速，經濟發展更是蓬勃，在加上之前的醫療制度，是以提昇高科技、專科化醫療的可近性為主，導致醫院爭相大型化，社區化相對不足。

　　當前，我國的人口結構進入老化，經濟發展穩定，「在地化」與「社區化」為社會發展的主流，醫療保健體系社區化，也應該是重要的議題。實際上，健保局近年來已經著手致力於提昇基層及社區醫療的競爭力，具體作法包括：大幅取消支付標準表的適用層級限制、推動家庭醫師整合照護計畫、配合偏遠地區急救責任醫院加成支付、鼓勵參加醫療品質提昇計畫、改變部分負擔結構等。至於理想中的雙向轉診制度，與傳統的民眾就醫習慣有相當的不同，有待於各種周邊配套措施逐一步入正軌，始可水到渠成。

　　賴教授基於人文與醫者的專業，以人類學的方法，完成台北縣地區醫院民眾求醫行為研究。無論就立意或方法學，都有別於一般健保研究。在這個算及錙銖的時代，正需要更多的人文關懷。台北縣的地理跨越山海，生態遍概城鄉，居民兼具原住外來，是具體而微的台灣縮小版，有充分的代表性。建議讀者可以用柔性的心情、關懷的態度，透過賴教授

的研究，思考如何以痛惜健保、健康台灣為願景，以健保制度為台灣醫療體系的在地化、社區化做出貢獻。

中央健康保險局　總經理　　劉見祥

03.31.2005

作者序

　　社會醫療保險是近代逐漸形成的，台灣開始全民健保使台灣向福利國家邁出一大步。雖然社會各界做了許多研究，提出許多嚴格的批評及改革建議，但大多數爲結構式問卷，較少從整個地區的求醫行爲來探討；又健保實施後基層醫療相對萎縮，尤其是地區醫院更是急遽減少。因此本書針對台北縣的地區醫院病患，做開放性的深度訪談，明瞭就醫行爲，並以質性研究分析，同時比較健保實施過程中，地區醫院醫療機構型態的改善，以尋求一個「理性就醫行爲」。

　　本書並探討健保實施後十年來，台北縣醫療生態的變化、人文地理、醫學人文背景的探討，以訪談結果分析建立核心範疇，再導出結論。本書同時介紹醫療行爲的理論，並探討及建立具台灣特色的求醫行爲理論。將台北縣分爲九個生活次區域，引用人類學參與觀察的特色，將訪談結果分述於各次區域。以整個台北縣爲單位，從民眾就醫的行爲來思考健保制度的改革方向，是值得開發的研究方式。

　　本書是執行行政院衛生署委託研究之計劃：「醫療資源分布對民眾就醫流向及就醫行爲的影響」及蔣經國國際學術交

流基金會研究計劃：「台灣地區醫療資源集中化對基層醫療的
影響」；所做訪談結果整理而成。

台北醫學大學　醫學研究所　　教授　賴文福

　　醫學人文研究所

2005 年 3 月于台北

計　畫　編　號：DOH92-NH-1021

計 畫 委 託 機 關：行政院衛生署中央健康保險局

計 畫 執 行 機 構：台北醫學大學

計 畫 主 持 人：賴文福

計 劃 共 同 主 持 人：胡俊弘、辜紘志

研　究　助　理：王靜慧、余俊賢、李湘雄

訪　　談　　員：洪好婷、洪子秋、俞德承、高宜楓、陳盈華、
　　　　　　　　許惠珊、許惠雯、蔡弘曆、謝麗玉

第一章

緒　論

健保十年回顧

　　從健保雙漲（2002）引起群眾示威到卓越計畫（2004）導致地區醫院醫師走上街頭。預估總額預算及卓越計劃實施後，不僅大型醫院收入減少，地區醫院的經營更是拉起警報，陸續許多地區醫院面臨倒閉的危機。事實上中央健康保險局這個肩負全國民眾健康及醫療的機構其財務已不只一次亮起紅燈了。

　　今年初（2005），全民健保公民共識會議隆重登場，得到初步共識，最大目標就是－「健保不能倒」，但健保制度必須立即改革，並附但書「不限縮給付項目」，使得衛生署長陳建仁多次公開表示的政策－「調整費率，增加部分負擔，改變給付範圍」並沒有得到支持。多數代表認為健保局稽核醫療浪費效率不彰、藥價黑洞，以及醫療品質沒有改善之前，調漲費率只是收民眾的錢來補漏洞，因此堅持「改善弊端後再談費率」。

　　至於是否要透過調漲部分負擔、抑制民眾醫療浪費並增

加健保收入，多數公民代表僅同意「門診部分負擔」的確有助於減少不必要的醫療行為。但反對者認為，這樣是犧牲弱勢族群；也有人認為是醫院及醫師造成醫療浪費，而非病人，利用部分負擔來降低醫療浪費是懲罰病人，討論後並無共識。它到底是要走福利政策？還是回歸保險？它何去何從值得全民高度關切。

為了挽救健保的財務危機，健保局實施了一連串的政策，比較重要的有部分負擔、轉診制度、醫藥分業、合理門診量及卓越計畫（總額給付）等。

但大多數的措施都引起了部分反彈，其中又以合理門診量（2001）及卓越計劃的反對聲浪最大。所謂「合理門診量」本意是在合理量的範圍內的門診，其診察費提高；反之，超出合理量的門診，其診察費降低。雖然健保局強調這項措施是為了促進轉診制度，進而提高醫療品質，但主要還是為了節省每年五億元的支出。

再看導致健保實施合理門診量制度的原因主要是醫療院所為了生存而將重點放在門診上，健保局為了收支平衡不得不採取緊縮策略。但這樣的措施實在不足以挽救健保的財務危機，接下來健保局便又採行了卓越計畫。

所謂的「總額給付制度」原本設計係指各健保相關團體會付費者、醫療提供者及保險團體於年度開始前，以協商方式預先對某類醫療服務訂定年度預算，涵蓋該類服務一年內所提供醫療服務之費用，藉以控制醫療費用於定額內的一種制度。藉由總額預算分配之精神促進同儕制約，進而合理的分配醫療資源，以使保險對象享有均等的醫療照護。

　　總額預算制度的實施需有相關的配套措施，如年度預算的協定、審查作業的配合、支付模式的建立。一般分二種方式進行：

（一）支出目標－比較緩和，以公平的方式於年度開始前，預先協定健保的年度預算。如果實際支出超過預算時，將於次年調降支出標準；反之，如實際支出未達目標預算，則於次年度調高支付標準。

（二）設定支出上限－手段較激烈，預先設定健康保險支出之年度預算，並設定支付標準之相對點數，但每點支付金額並不預先公告，而是隨著預先提供的醫療服務量而變動，所以不會超出總預算。如果醫療業者減少不必要的服務時，保險立即提高每點支付金額；反之，若是服務量比設定標準高，可能造成支付金額的降低。

此制度的優點為：

　1.有效控制預算。

　2.透過協商，改善過去「以價制量」無法控制服務量成長的現象。

　3.預知全年預算，醫療機構不致盲目擴充設備及服務量。

　4.同儕互相制約，使醫療行為趨於合理。

此制度的配套措施如：

　1.需建立客觀完整的資料，才能正確的評估預算總額，促成協商順利進行。

　2.參與協商的各團體必須具備充分的協商能力與準備，才能使協議順利達成。最困難的是總額預算的分配，經常淪為政商勢力的角逐場所。

3.除了控制預算外，必須配合支付基準的改革，才能落實
　醫師改變診療行為，以減少不必要的醫療服務，提升效
　率，降低預算之成長率。

4.需有良好的自我監測系統，否則醫療院所可藉聯合壟斷
　的方式，反而減少必要的醫療服務，造成劣幣驅逐良幣
　的現象，將使民眾權益受損。

　　總額預算在國內牙醫界已實施，成效不錯。健保局便繼
續推行並擴大成為「卓越計畫」（2004），但卻招來醫事團
體的強烈抗議。不僅醫學中心大受影響，地區醫院更是難以
經營，演變為公開上街遊行的局面，導致衛生署張鴻仁副署
長因而下台以示負責。

大型醫院擴增與基層醫療萎縮

　　事實上，十年健保貢獻不小。例如：國人的死亡率下降
百分之 8.75；平均壽命男性從 71.7 歲增加到 73.35 歲；女性
從 77.76 歲增加到 79.05 歲。而國人對健保制度的滿意度也
大都維持在六成以上。因為醫療資源增加，也使得醫學中心
從 1994 年的 11 家大幅成長到 2003 年的 22 家。

　　其實台灣地區的醫療比起亞洲大部分的國家，是相當進
步發達的，醫療院所及醫事人力資源比起已開發國家也毫不
遜色。目前台灣的醫療問題主要還是在於城鄉的醫療資源分
配不均，以及健保給付制度不公平造成許多醫院經營不易。

　　回顧健保在 1995 年開辦之初，增加了 870 萬的有保人口，其中多屬高齡、兒童或是原先無公勞保的民眾，理論上需要大量的基層門診服務。但實際上基層醫療 (primary care)[1]卻逐漸萎縮。據中央健康保險局的統計，在 1994 年底台灣共有 23,897 位執業醫師，其中服務於大型醫院[2]的有 9,298 位/54 間，服務於基層診療的則有 14,599 位/9,150 間。到了 2003 年則增至為 32,032 人，其中服務於大型醫院的有 15,903 位/94 間，而服務於基層診療的則有 16,099 人/9,864 間。在這 10 年間，服務於大型醫院的醫師數成長了 71%[3]，而服務於基層診療的醫師數只成長了 10.3%[4]；大型醫院的成長率高達 74%[5]，基層診療的成長率則僅只 7.8%[6]。由此可看出，在醫院大幅擴張之際，基層診療卻相對的在萎縮。

地區醫院的重要性及流失

　　值得注意的是，臺灣地區的地區醫院從 1994 年的 512 家減至 2003 年的 367 家，其中台北縣地區醫院流失的情形亦

1　廣義的基層醫療院所包括經由行政院衛生署委託醫策會評鑑合格的「地區醫院」以及未經評鑑之「專科醫院」、「醫院」與「診所」。

2　大型醫院指的是醫學中心及區域醫院。

3　大型醫院醫師數成長率=(2003 年醫師數-1994 年醫師數)/1994 醫師數 * 100%

4　基層診療醫師數成長率= (2003 年醫師數-1994 年醫師數)/1994 醫師數 * 100%

5　大型醫院成長率= (2003 年機構數-1994 年機構數)/1994 機構數 * 100%

6　基層診療成長率= (2003 年機構數-1994 年機構數)/1994 機構數 * 100%

相當嚴重，由 1994 年的 64 家減至 2003 年的 36 家。

　　地區醫院曾是台灣的醫療主力，早期肩負絕大部份中輕度病患的責任，並減輕病患及家屬往返大醫院的不便和時間金錢的花費。重症患者經地區醫院先急救後轉送大醫院，更能保障生命安全減少死亡率。現在更負擔長期照護的責任及作為基層門診與大型醫院之間的橋樑。在現行四級的醫療網中，地區醫院像是默默的苦行僧，地位不顯著，但卻很重要。

全民健保與求醫行為

　　全民健保實施後，全國大部分醫療院所均加入，因而掌控幾乎全部的醫療資源，許多措施影響了醫療行為，也間接影響民眾的求醫行為。例如原來的論件計酬不限量，醫院便鼓勵醫師多看病人，多開藥，多檢查。病人被專業的醫師建議多檢查、吃藥，又是健保給付，多半會接受。因此，國人偏愛看病，有部分的原因是受健保制度的影響。

　　全國醫療相關團體及學術界都在為健保把脈，也都提出數據來支持解決的方案。但大都是量化的資料，缺乏直接並具有深度的了解。因此台北醫學大學便設立一個開放性的深度訪談調查，訪問台北縣地區醫院及民眾的求醫行為來探討全民健保後台灣地區醫療生態的改變。

　　台灣地區民眾的求醫行為獨特，偏好逛醫院，喜愛檢查及領藥。在健保實施後，這些傾向似乎更明顯。因此，本書

針對民眾選擇醫院及就醫流向做研究及分析，以理解不同情境 (situation) 下民眾的就醫選擇，希望能夠改善民眾的求醫行為。同時比較健保實施過程中，地區醫院醫療機構型態的改善，並探討「理性就醫行為」。

台北縣包含了 10 市 4 鎮 15 鄉等 29 個行政單位，人口已超過三百六十七萬人，為台灣地區人口最多的區域，民眾健康及基層醫療服務院所的研究自是相當迫切。因此以開放性的深度訪談方式來調查台北縣地區醫院及地區醫院民眾的求醫行為，並探討全民健保後醫療生態的改變。

研究背景及基礎理論

台灣是被認為全世界最愛看病的國家之一，所謂「逛醫院」一詞，幾乎要變成台灣社會的特徵之一。台灣的求醫行為模式並不能完全以西方的研究模式來參考，一般西方社會學的研究多半使用多元模型，例如複向就醫，以家庭為單位等。但在中西醫並存、民俗療法與藥房盛行的台灣，各種醫療體系有互相替代的現象；又國人對疾病的認知和症狀的詮釋有一套自己的看法，一般人會根據自己的看法去選擇不同的醫療體系，進而發展出不同的求醫行為（Hospital seeking）。

以選擇醫院來說，現代西方社會的行為模式考量的因素很多，主要有以下幾點：(1)照護品質，包括醫療技術品質、服務品質。(Inguanzo & Harju,1985；Lane & Lindquist,1988)；

(2)就醫方便性，包括離家遠近、交通方便，有親友住在醫院附近或認識醫院員工等。(Boscarino & Steiber,1982；Javalgi, Rao和 Thomas 等人,1991)；(3)醫院本身具備的條件，包括醫院的建築、設備、醫療品質、技術、團隊陣容、聲譽等。(Flether et al.,1983)；(4)醫療費用的多寡或親友或醫師的推薦。(Egunjobi,1983)

　　但在台灣，往往是以方便性為主。這裡的方便性不僅指離家近、交通方便、看病方便 (不需久等)、檢查方便或是取藥方便，同時也可以是能代人領藥以及多拿藥。總之，民眾期待的是一種直接或特殊的關心所衍生出的方便，因此方便性也就是效益的總評。而在求醫行為的理論模式上，較為人引用的是 Suchman 的理論模式、健康信念模式、醫療服務使用模式以及尋求協助的整體理論。

　　Suchman 將生病行為分為五個階段，認為各個階段的的生病行為均會受到個人所屬團體的社會特性以及醫療導向的影響，所以導出了一個影響生病行為的理論模式 (Suchman, 1965)。而 Rosenstock 則提出健康信念理論，認為個人對疾病的認知和對於採取行動的利益及障礙所做的評估及行動的線索會影響個人採取預防性的健康行為 (Rosenstock, 1966)。另外 Andersen 及 Newman 提出醫療服務使用理論，認為影響病患使用醫療服務的因素包括社會決定因素、醫療照護系統、個人決定因素及醫療服務使用等。其中個人決定因素包含了傾向因素、能力因素及需求因素等 (Andersen, 1968)。

　　Mechanic 把個人從察覺症狀出現開始到決定就醫的過

程中的所有因素統合起來組成「尋求協助的整體理論」（Mechanic, 1979），Ajzen(1974) 已提出了行動理論(Theory of reasoned action)。也就是說個體由對症狀的察知開始，如何認定自己有什麼病、該如何處理、該採取何種形式醫療及決定至何種醫療機構處理等，是一個連續的過程。整個過程都有一定的邏輯推演。但不論有多少種的理論模式，個人的主觀因素及過去的經驗都做了最後的決定。因此，Ajzen(1991) 進而提出了「計畫行為因素」（Planned behavior, Ajzen, 1991）。Fishbein 及 Ajzen(2005) 更進一步證明計劃行為理論是可被用於求醫及接受治療的互動－

A.

$$\text{MBA}\alpha\sum_{i=1}^{n}\text{MBI}i \xrightarrow{\text{Modify}} \sum\text{MB}$$

MBA=Medical Behavior Action

MBI= Medical Behavior Intention

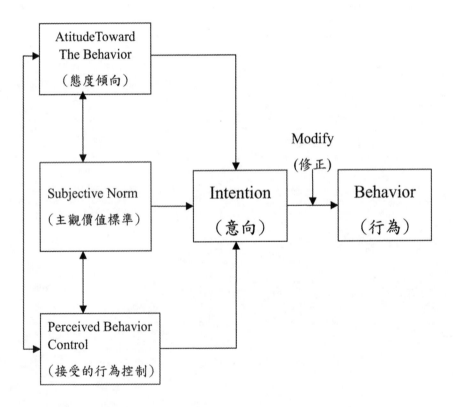

B. 理性求醫行為(Rational Medical Behavior)：

　本研究理性求醫行為的公式如下

$$\sum_{i=1}^{n} RMBI\,i \xrightarrow[\quad\downarrow\quad]{Modify} \sum RMB$$

I=intention

　本研究是以計畫行為因素作為行為模式。因為它較完整，也較容易開始，訪談中以求醫行為的意向 (Intention)做統計及討論，發展出具有台灣社會特色的理性求醫行為模式。

第二章

台北縣人文地理、醫療資源背景介紹及生態變遷

台北縣人文地理介紹

土地面積與地理環境

　　台北縣的土地總面積為 2,052.57 平方公里，佔臺灣總面積 36,000.06 平方公里的 5.70%，就臺灣各縣市土地面積大小順序排序為第七順位。其中，以烏來鄉 321.13 平方公里，佔全縣土地面積之 15.64%最為遼闊，惟該鄉均屬山丘地帶；三峽鎮以 191.45 平方公里，佔 9.33%次之；坪林鄉 170.84 平方公里，佔 8.32%再次之；而以永和市 5.71 平方公里，僅佔 0.28%為最小。

　　本縣東西長 68.40 公里，南北長 69.09 公里。東北兩面臨海，南與宜蘭縣為界，西與桃園縣相接，沿海地區靠臨太平洋之鄉鎮有瑞芳鎮及貢寮鄉，緊靠太平洋與臺灣海峽之鄉鎮有萬里鄉及金山鄉，面臨臺灣海峽之鄉鎮則有石門鄉、三芝

鄉、淡水鎮、八里鄉及林口鄉等。

　　東隅多山嶺，地勢崎嶇，西隅則傾斜平緩，田野萬頃。山脈自東北海岸向西南分馳大屯山、觀音山兩嶺雄峙，形成淡水港。境內圍繞臺北市，東北角緊臨基隆市，南接新興產業地帶。本縣位於台灣本島之西北端，最北端爲石門鄉之富貴角燈塔，也同時爲台灣本島最北端，位於北緯二十五度十八分十一秒，其最南端爲烏來鄉南端棲蘭山，位於北緯二十四度四十分五十一秒，最西端爲林口鄉之西端小南灣下福，位於東經一百二十一度十六分三秒，東端則爲平溪鄉與雙溪鄉及瑞芳鎮之交界處。

　　本縣之地形原以丘陵地、山地與台地而成；除了基隆河、新店溪及淡水河流域有狹小的河床平原與台北盆地外，並沒有顯著的平原地形，海岸亦無明顯的隆起平原。山脈火山、台地等逼近海岸；海岸線大部分爲連續之海岸及海蝕台。中央稍偏西側有台北盆地，其東半邊屬於台北市，西半邊屬於台北縣轄區。東側有基隆火山群之數個火山體，屹立於水成岩之山地中，其北西側亦被大屯火山群所佔而形成特殊之火山地形。

　　本縣之主要河流爲淡水河，其支流包括：

1. 基隆河：由平溪鄉流經瑞芳鎮、基隆市、汐止鎮，於台北市附近匯入淡水河，經淡水鎮出海。
2. 北勢溪：由雙溪鄉流經坪林鄉、石碇鄉，於新店市與南勢溪會合注入新店溪。
3. 南勢溪：由烏來鄉流入新店市與北勢溪會合匯入新店溪。
4. 新店溪：將南勢溪與北勢溪會合後流經新店市、永和市、

中和市，於板橋市與大漢溪會合匯入淡水河。

5.三峽溪：由三峽流經土城市、樹林市，匯入大漢溪。

6.大漢溪：由鶯歌鎮、樹林市、土城市、新莊市、板橋市匯入淡水河。

台北縣內環繞著台北市及商港城基隆市，形成大台北都會區共同生活圈，正朝著多核心城的模式發展。

人口概況，地方沿革與行政區

台北縣人口增長快速，現有人口逾三百六十七萬人。其中有百分之八十以上人口集中聚居於總面積僅 346 平方公里之十個縣轄市，約佔全縣總面積六分之一。台北縣大部分縣民，多使用閩南語及客家語，還有一部份台灣原住民。台北縣具有豐富自然景觀及人文特色，也是一個充滿活力成長中都市。

「臺北」，以前稱為－「雞籠」。直到光緒元年，沈葆楨奏請添設臺北府，才開始有「臺北」之稱，因位居本島的北部，而得此名。日據時代初期，設立臺北縣。之後廢縣置廳，地方區域幾經變更，民國九年廢廳置州，稱為「臺北州」；光復後，改臺北州為臺北縣。州治原來設在臺北市，改州為縣後，縣治才遷到了目前的板橋市。

台北縣之行政區目前劃分為 10 市，4 鎮，15 鄉。列舉行政區名稱如下：

10 市：

板橋市，三重市，永和市，中和市，新莊市，新店市，土城市，蘆洲市，汐止市及樹林市。

4 鎮：

鶯歌鎮，三峽鎮，淡水鎮，瑞芳鎮。

15 鄉：

五股鄉，泰山鄉，林口鄉，三芝鄉，石門鄉，八里鄉，平溪鄉，雙溪鄉，貢寮鄉，金山鄉，萬里鄉，深坑鄉，坪林鄉，石碇鄉及烏來鄉。

醫療資源背景介紹

醫療資源分配不均

台北縣二十九個行政區中，包含 1 家醫學中心、4 家區域醫院及 48 家地區醫院（包括專科醫院及醫院），1251 家基層診所，共有 2882 位醫師。平均每位醫師服務 1275.69 人，其中，淡水鎮因有馬偕醫院淡水分院，故每位醫師服務 545 人；三峽鎮因有恩主公醫院，故每位醫師服務 646 人，已達

衛生署醫療網計劃全程目標每位醫師服務的 750 人（表 1）

　　此外，板橋市因有亞東醫院及 9 家地區醫院，故每位醫師服務的人口數為 878 人，也達到醫療網第一期計劃每一位醫師服務 1000 人之目標。

　　但石碇鄉及坪林鄉僅有一位醫師，故醫師人口比分別為 1 比 7700 及 1 比 6194。

　　每位醫師的服務人口超過 3000 人的尚有石門鄉、林口鄉及五股鄉等三鄉，其餘 21 個鄉鎮市則均在 1000 至 3000 人之間。

表 1 台北縣各鄉鎮市的面積、人口、人口稠密度及醫師數

台北縣鄉鎮市	面積（平方公里）	人口	人口稠密度（人/平方公里）	人口稠密度排名	醫師數	每位醫師服務人口數
板橋市	23.14	539356	23,298	4	614	878.43
三重市	16.32	384618	23,557	3	268	1435.14
永和市	5.71	231816	40,572	1	227	1021.22
中和市	20.14	406325	20,158	5	218	1863.88
新莊市	19.74	383745	19,417	6	334	1148.94
新店市	120.23	280661	2,330	12	263	1067.15
土城市	29.56	235729	7,974	7	113	2086.10
蘆洲市	7.44	177232	23,774	2	96	1846.17
樹林市	33.13	159101	4,799	8	96	1657.30
三峽鎮	191.45	85964	448	19	133	646.35
鶯歌鎮	21.12	82604	3,915	9	33	2503.15
淡水鎮	70.66	123646	1,746	14	227	544.70
汐止市	71.24	170765	2,406	11	81	2108.21
瑞芳鎮	70.73	45804	649	18	28	1635.86
五股鄉	34.86	72911	2,082	13	22	3314.14
泰山鄉	19.16	65649	3,421	10	29	2263.76
林口鄉	54.15	54848	1,011	15	15	3656.53
三芝鄉	65.99	23224	352	21	8	2903.00
石門鄉	51.26	11306	220	23	3	3768.67
八里鄉	39.49	30955	783	17	27	1146.48

平溪鄉	71.34	5845	82	25	3	1948.33
雙溪鄉	146.25	10061	69	26	4	2515.25
貢寮鄉	99.97	14077	141	24	6	2346.17
金山鄉	49.21	21851	443	20	8	2731.38
萬里鄉	63.38	19061	301	22	10	1906.10
深坑鄉	20.58	20745	1,006	16	9	2305.00
坪林鄉	170.84	6194	36	28	1	6194
石碇鄉	144.35	7700	53	27	1	7700
烏來鄉	321.13	4740	15	29	5	948.00
合　　計	2052.57	3676533	1791.19		2882	1275.69（平均每位醫師的服務人口數）

（資料來源：中華民國醫師工會全國聯合會 2003 年台灣地區執業醫師數及醫療機構統計）

全民健保實施後醫療生態變遷

醫院生態呈二極化成長

　　自全民健保實施後已十年 (1995-2004) ，因政府掌握所有的醫療資源，對台灣整體的醫院生態影響巨大，即使是位在大台北都會區的外圍—台北縣也不例外。在現行醫療院所的層級規劃中，地區醫院是屬於基層醫療第一線處理的後送醫院 (含第一線處理) ，以及長期照護。十年前全民健保規劃即朝這個方向努力，但結果並不全然相同，我們回顧過去十年地區醫院的變化，見表 2，發現地區醫院及專科醫院呈現減少的現象。地區醫院從 1994 年 (健保實施前一年) 的 94 間減為 58 間，地區醫院的執業醫師數則從 594 位減至 454 位，而同時期的醫學中心增加了 169 位醫師及 1 間醫院，區域醫院減少了 140 位醫師及 36 間醫院，地區醫院增加了 245 位醫師及 1 間醫院，基層診所增加了 518 位醫師及 163 間診所 (圖一) ，醫療院所的成長呈現了二極化的趨勢。

（表 2　83-92 年台北縣各醫療機構數與醫師數的統計）

年度	醫學中心		區域醫院		地區醫院		診所		合計	
	醫療機構數	醫師數	醫療機構數	醫師數	醫療機構數	醫師數	醫療機構數	醫師數	醫療機構數	醫師數
83	0	0	3	313	94	594	1088	1183	1185	2090
84	0	0	3	300	87	589	1079	1210	1169	2099
85	0	0	3	286	78	575	1148	1335	1229	2196
86	0	0	2	300	78	610	1196	1457	1276	2367
87	0	0	3	287	75	658	1209	1506	1287	2451
88	1	115	4	422	67	446	1226	1543	1298	2526
89	1	119	4	476	63	448	1235	1578	1303	2621
90	1	118	4	524	60	475	1238	1580	1303	2697
91	1	156	4	560	60	450	1252	1658	1317	2824
92	1	169	4	558	58	454	1251	1701	1314	2882
改變	+1	+169	+1	+245	-36	-140	+163	+518	+129	+792

註：83-92 年的變化：（+）表示增加；（-）表示減少。

註：地區醫院含專科醫院及小型醫院。

（圖一）

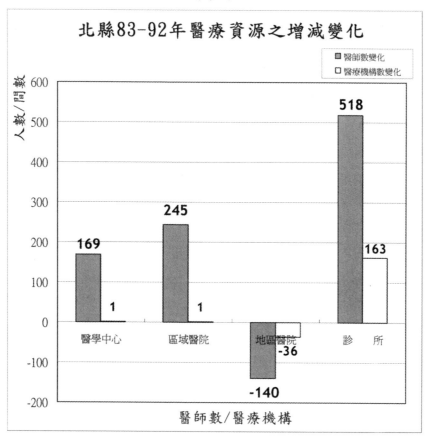

註：地區醫院含專科醫院及小型醫院。

第三章

研究設計

　　針對台北縣的 48 家地區醫院（含專科醫院），每一家隨機訪問 10 位病患（精神科療養院僅訪問醫院），深度訪談醫院病患，並以質性研究分析，歸納出研究成果。同時比較健保實施過程中，地區醫院醫療機構型態的改善，並探討「理性求醫行為」。

　　本研究是以一對一之「開放式」的深入訪問，並且詳實紀錄訪談內容，訪員不把問卷逕自交給受訪者填寫，而是把問題在對話當中導引出來，然後再經由錄音設備記錄內容，兩者相互輔助，整理出資料。因此研究資料質量並存，可分為兩部份：（一）對問卷中選項的答案，（二）訪問交談記錄摘要說明。

　　依照過去台北市地區醫院調查之研究架構，先分析台北縣之基本人文、地理等資料；再將台北縣之醫療資源分布情形及歷史變遷加以探討。經過背景分析，發現台北縣和台北市的結果類似，健保實施後，地區醫院逐年減少。因此，以台北縣的 29 個鄉鎮市之地區醫院的就診民眾為研究對象，設立開放式問卷，參考人類學者參與觀察的方法，並導引受訪對象說出他心裡的想法，及對問題的判斷與主張（賴文福譯，

step by step, 2000)，而非單一問卷的答案。內容包括：

　　1.個人基本資料：性別、年齡、平均每年看診、學歷、居住地、社經地位、就醫科別、就醫流向。

　　2.對於「疾病」與「身體」的認識，以及生病時首先尋求醫療的機構，自行購藥的習慣，病症出現及就醫決定，家人對疾病治療的支持程度，相關書籍與知識的輔助，另類療法的尋求。

　　3.選擇醫師原因：親友推薦、習慣、方便性、是醫道親切還是醫術高明。

　　4.選擇醫院原因（平日生病優先選擇的醫療機構，以及本次就醫的原因）：親友推薦、習慣、方便性、檢查、拿藥、是醫術好，還是設備新，或是交通佳。

　　5.對健保的評價：對於保費及部分負擔的接受程度，對於醫療服務的評價，對於健保實施後醫療品質的改變，對醫藥分業及轉診制度的看法。

　　6.對於 2、3、4、5 各項所獲得的資料以紮根理論的方式來整理資料建立核心範疇，以歸納出相關結論，並且和當前醫療政策及相關理論再做較深入的結論。

　　7.針對醫院作人類學的訪問觀察及描述。

　　台北縣含 10 市 4 鎮 15 鄉等 29 個行政單位，環繞台北市成為一個多功能的都會區，其人文、社會及生活型態迥異，為適度深入而不至於過份瑣細地探討台北縣各行政區之人文地理及其醫療資源，我們特依生活圈，將台北縣 29 個鄉鎮

市分成 9 個次區域來探討，分別為：.板橋次區域、三重次區域、雙和次區域、新莊次區域、新店次區域、汐止次區域、淡水次區域、瑞芳次區域及金山次區域。台北縣共有 48 家地區醫院，分布於七個次區域，其中汐止次區域及金山次區域並無地區醫院 (見表 3)

（表 3. 台北縣各行政次區域之分布及醫療資源分布情形）

行政次區域	包含之地區	面　積	人　口	醫師數	地區醫院數量
板橋次區域	板橋市	23.14	539,356	614	9
	土城市	29.56	235,729	113	4
	樹林市	33.13	159,101	96	2
	三峽鎮	191.45	85,964	133	2
	鶯歌鎮	21.12	82,604	33	1
三重次區域	林口鄉	54.15	54,848	15	0
	八里鄉	39.49	30,955	27	0
	三重市	16.32	384,618	268	3
	蘆洲市	7.44	177,232	96	1
	五股鄉	34.86	72,911	22	0
雙和次區域	中和市	20.14	406,325	218	8
	永和市	5.71	231,816	227	4
新莊次區域	新莊市	19.74	383,745	334	6
	泰山鄉	19.16	65,649	29	0
新店次區域	新店市	120.23	280,661	263	3
	烏來鄉	321.13	4,740	5	0
	石碇鄉	144.35	7,700	1	0
	平溪鄉	71.34	5,845	3	0
	深坑鄉	20.58	20,745	9	0
汐止次區域	汐止市	71.24	170,765	81	0
淡水次區域	淡水鎮	70.66	123,646	227	4
	石門鄉	51.26	11,306	3	0
	三芝鄉	65.99	23,224	8	0
瑞芳次區域	瑞芳鎮	70.73	45,804	28	1
	雙溪鄉	146.25	10,061	4	0
	貢寮鄉	99.97	14,077	6	0
金山次區域	金山鄉	49.21	21,851	8	0
	萬里鄉	63.38	19,061	10	0
總　計		1881.83	3,670,339	2881	48

理性求醫行為指數

理性求醫行為 (Rational Medical Behavior)：

$$\sum_{i=1}^{n} RMBI_i \xrightarrow{\quad Modify \quad} \sum RMB$$

I=Intention

(1)健康信念：生病時優先選擇的就醫場所

　　藥局(P) → -2　(2 個負指數，自行購藥，無診斷，無
　　　　　處方)

　　基層醫療院所(A) → +2　(2 個正指數)

　　地區醫院(B) → +1　(1 個正指數)

　　大型醫院(C、D) → -1　(1 個負指數，越區就醫)

(2)就醫態度：

　　A.正面的就醫態度：

　　　方便性 → 本區就醫 → +1　(1 個正指數)

　　　專業性 → 醫療技術卓越、設備優良、環境清幽 →
　　　　　+1　(1 個正指數)

　　B.負面的就醫態度：

　　　方便性 → 越區就醫 → -1　(1 個負指數)

　　　專業性 → 迷信大牌醫生、迷信設備及委託領藥 →
　　　　　-1　(1 個負指數)

(3)平均看病次數：

  5 次以下　→　+2　(2 個正指數)

  6 - 10 次　→　+1　(1 個正指數)

  11-20 次　→　0　(標準數)

  21-30 次　→　-1　(1 個負指數)

  31-40 次　→　-2　(2 個負指數)

  41 次以上→　-3　(3 個負指數)

(4)有無家庭醫師：

  有　→　+1　(1 個正指數)

  醫師轉介　→　+1

  自行前往　→　-1

  無　→　-1　(1 個負指數)

(5)有無轉診經驗：

  有　→　+1　(1 個正指數)

  無　→　-1　(1 個負指數)

(6)是否贊成轉診制度：

  贊成　→　+1　(1 個正指數)

  反對　→　-1　(1 個負指數)

(7)是否贊成醫藥分業制度：

  贊成　→　+1　(1 個正指數)

  反對　→　-1　(1 個負指數)

第四章

台北縣各次區域之人文地理介
紹及醫院訪談研究調查報告

　　台北縣共 48 家地區醫院（含 9 家精神療養院及 3 家專科醫院），分布於七個次區域，如表 4.1 所示。

　　合計有效樣本 306 份，其中男性 138 位、女性 168 位：

　　橋市除三家醫院訪談人數不足，分別爲 1 位、4 位、5 位外，其餘六家則皆各有 10 位患者受訪；土城市四家地區醫院，二家各爲 7 位，另二家則都各自有 10 位；樹林市一家因患者稀少而沒有訪談，另一家則訪談到 10 位；三峽鎮一家爲精神療養院，另一家則患者稀少，只採訪到一位；鶯歌鎮僅一家地區醫院，爲精神療養院，無法取得訪談資料；三重市三家地區醫院皆各自有 10 位病患接受訪談；蘆洲市一家地區醫院，有訪談到 10 位患者；中和市九家地區醫院中，僅有四家各自訪談到 10 位患者，另外五家病患較少，各自僅訪談到 2 位、3 位、6 位、九位、九位；永和市四家地區醫院皆全數訪談到 10 位患者；新莊市五家地區醫院中，二家各自訪談到 10 位，一家病患稀少，僅有 2 位患者受訪，另一家爲精神療養院，無法取得訪談資料，另一家則因病患實在太少，沒有

訪談到病患；新店市三家地區醫院中，二家為精神療養院，一家順利訪談到 10 位病患；淡水四家地區醫院中，三家為精神療養院，一家順利訪談到 10 位病患；瑞芳鎮僅一家地區醫院，仍有 10 位病患願意接受訪談；三芝鄉也僅一家地區醫院，為精神療養院，故無法取得訪談資料 (表 4.)

年齡方面，20 歲以下：5 位、20~30 歲：85 位、31~40 歲：62 位、41~50 歲：46 位、51~60 歲：45 位、61~70 歲：24 位、71 歲以上：38 位。教育程度高中（含）以下：197 位、大專程度以上：85 位，研究所：1 位。平均一年看病次數 5 次以下佔最多：111 位、6~10 次：68 位、11~20 次：73 位、21~30 次：24 位、31~40 次：8 位、41 次以上：21 位。

（表 4　台北縣各地區醫院話談人數統計）

地區	院名	合計
板橋	台北縣立板橋醫院 台北縣板橋市英士路 198 號 板新醫院 台北縣板橋市中正路 189 號 蕭中正醫院(蕭婦產科醫院)（專科醫院） 台北縣板橋市南雅南路一段 15 號之 1.17 號.19 號 吉仁醫院 台北縣板橋市實踐路 114 號~116 號 中興醫院 台北縣板橋市忠孝路 15 號 德全醫院 台北縣板橋市民權路 11 號	70

	中英醫院 台北縣板橋市文化路一段 196 號	
	國泰醫院 台北縣板橋市忠孝路 5.7.9.11 號(1~3 樓)	
	板英醫院 台北縣板橋市文化路一段 267、269、271（1~4 樓）	
土城	元復醫院 台北縣土城市中央路二段 318 至 324 號 1~4 樓	34
	仁安醫院 台北縣土城市中央路一段 62.64 號 1~5 樓	
	北城婦幼醫院(專科醫院) 台北縣土城市中央路一段 7-18 號	
	廣川醫院 台北縣土城市裕民路 274.276.278 號	
樹林	樹林醫院 台北縣樹林市中山路一段 111 號	10
	仁愛醫院 台北縣樹林市文化街 9 號	
三峽	文化醫院 台北縣三峽鎮介壽路一段 199 號	1
	靜養醫院(精神療養專科醫院) 台北縣三峽鎮中山路 459 巷 92 號	
鶯歌	名恩療養院(精神療養專科醫院) 台北縣鶯歌鎮鶯桃路二段 62 號	0
三重	台北縣立三重醫院 台北縣三重市中山路 2 號	30
	中興醫院 台北縣三重市中興北街 2 號	
	祐民醫院 台北縣三重市重新路二段 2 號	

蘆洲	全民醫院 台北縣蘆洲市三民路 7 號	10
中和	龍佑醫院 台北縣中和市景平路 412 號	59
	佑林醫院 台北縣中和市中山路三段 71.73 號(1~4 樓)	
	誠泰醫院 台北縣中和市連城路 497 號 1.2 樓，499.501 號 1~4 樓	
	龍山醫院 台北縣中和市中山路二段 551 號	
	中祥醫院 台北縣中和市中山路二段 138 號(2~4 樓).140 及 142 號(1~4 樓)	
	怡和醫院 台北縣中和市連城路 49 號 1~4 樓	
	中山醫院 台北縣中和市泰和街 2 號(1~4 樓)	
	春暉醫院 台北縣中和市中山路三段 98 號	
永和	財團法人天主教耕莘醫院永和分院 台北縣永和市中興街 80 號	40
	永和振興醫院 台北縣永和市信義路 18 號 1~6 樓.地下 1 樓	
	柯瑞祥婦產科醫院(專科醫院) 台北縣永和市福和路 278 號	
	復康醫院 台北縣永和市中和路 577 號	
新莊	新泰綜合醫院 台北縣新莊市新泰路 157 號	22

	新仁醫院 台北縣新莊市中正路 395 號	
	英仁醫院 台北縣新莊市大觀街 46-2 號	
	仁濟療養院新莊分院(精神療養專科醫院) 台北縣新莊市瓊林路 100 巷 27 號	
	益民醫院 台北縣新莊市中港路 127 號 1~4 號	
新店	同仁醫院 台北縣新店市民權路 89 號	10
	宏濟神經精神科醫院(精神療養專科醫院) 台北縣新店市安忠路 57 巷 5 號	
	宏慈療養院(精神療養專科醫院) 台北縣新店市安泰路 157 號	
淡水	公祥醫院 台北縣淡水鎮英專路 21 巷 25.27 號、中山路 38.40 號	10
	長青醫院(精神療養專科醫院) 台北縣淡水鎮冀箕湖 1-5 號	
	北新醫院(精神療養專科醫院) 台北縣淡水鎮忠寮里演戲埔腳 1~2 號	
	泓安醫院(精神療養專科醫院) 台北縣淡水鎮下圭柔山 91 巷 2 號 1~4 樓.地下 1 樓	
瑞芳	財團法人台灣區煤礦曠工福利委員會瑞芳醫院 台北縣瑞芳鎮一坑路 71-2 號	10
三芝	台北縣私立台安醫院(精神療養專科醫院) 台北縣三芝鄉楓子林路 42-5 號	0
合計	48	306

一、板橋次區域

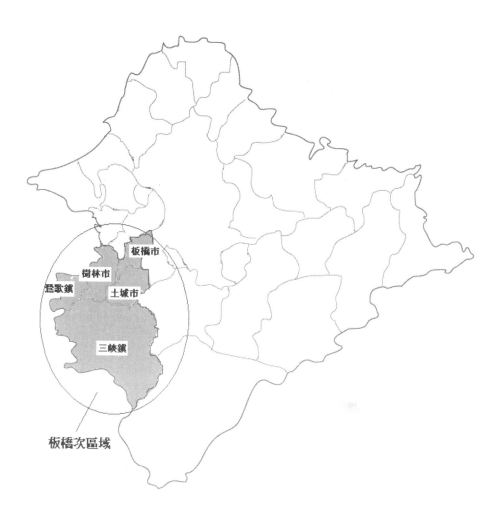

板橋次區域

　　板橋次區域包含板橋市、土城市、樹林市、三峽鎮及鶯歌鎮，市鎮共有 1,102,856 人口，土地面積 298.4 平方公里，為台北縣最大的生活區。其中三峽鎮的土地面積在台北縣的排名中位居第二，板橋市的人口更高達 539,109 人，為全國縣轄市之冠。本次區域的幅員廣，人口多，醫療資源豐富。

人文地理介紹如下：

板橋市 （539,109 人/23.14 平方公里）

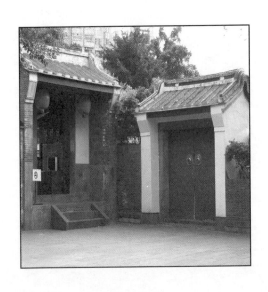

（林家花園）

　　板橋市位於台北縣西北端，北以淡水河、大漢溪與三重、新莊市為界，東北與台北市隔新店溪相望，西臨大漢溪接樹林鎮，南與土城、中和市相比鄰，地形狹長，地勢平坦，氣侯溫和，為全省第一大縣轄市，台北縣治所在地，總面積 23.14 平方公里，河域面積即廣達 685.68 公頃，目前行政區域分為 126 里，2317 鄰，人口數已達 539,109 人，為全國縣轄市之冠。

原為一個荒蕪之地，平埔族原稱「擺接」零星的散佈其間，故於民國九年改名為「板橋庄」。初來墾闢枋橋地區者以賴氏、楊氏為最早，據新埔賴阿淵家族所藏之「賴氏族譜」顯示；康熙年間入墾者與平埔族住民雜居，一直到乾隆年間林成祖、廖富椿到台北盆地的擺接社開墾後，板橋的開拓才開始全面的展開。

而在林本源家族遷居板橋後，開始了許多建設，建立起今日繁榮的基礎。到光緒 19 年，「林家花園」正式完工，規模之龐大，無論是材料的選用或是施工的繁瑣考究，在當時都非常的難得，因此有「園林之勝，冠於北台」之說法，也是台灣園林的重要代表之一。

土城市（235,721 人/29.56 平方公里）

土城市位於台北縣的西方。位於大漢溪東南岸，背山面水。行政區域上，東北與中和交界，東南山面和新店接壤，南與三峽毗鄰。西隔大漢溪與樹林相遙望，西北連接板橋市，總面積為 29.56 平方公里。

本市因位居台北盆地邊緣，為一新興發展都市城鎮。民國８２年６月２６日，由土城鄉升格為縣轄市。

樹林市（159,561 人/33.13 平方公里）

　　樹林市舊名風櫃店，因當初先民開發本市時有很多打鐵店的風櫃，因而得名。清乾隆年間，河水氾濫，盡成澤國，沿岸高埠，種植林木，以防土地流失，遂有樹林之名。本市原是龜崙山胞所居住的區域，至鄭成功來台之後才逐漸開發。清康熙年間，劃屬諸羅縣，並先後改隸淡水廳、南雅廳、桃園廳，日據時代劃屬台北州、海山郡、鶯歌街。臺灣光復後於民國三十五年與鶯歌分治成立樹林鎮。

　　因本市位於大台北都會區的衛星城鎮，提供大量就業機會，吸引外來人口，其中樹林地區開發最早，以商業及住宅區為主，約佔全市人口總數百分之四二‧三多；山佳地區近十幾年大小工廠林立，成為工業區；三多地區佔全鎮人口總數百分之三六；山佳地區佔百分之一六；柑園地區則因受地理環境影響，至今仍保持農業社會型態，居民多以務農為主，以生產稻米，蔬菜為主，但因北二高的通行，社會型態逐漸改變為工商業。

三峽鎮（85,861 人/191.45 平方公里）

　　三峽鎮因地勢之關係，面積雖大，但是平坦的良疇沃野並不多，只占百分之八左右而已。從東北方溪北里把口之獅頭山起，界連土城市、新店市、烏來鄉、復興鄉、大溪鎮而至與西邊鶯歌鎮之尖山對峙的鳶山止，綿亙數十公里，都是層巒疊嶂，翠谷青峰的山區，景觀自然秀麗。

　　三峽祖師廟 － 欣賞近代廟宇神雕之美，清水岩祖師廟有「東方藝術殿堂」的美譽，創建於清乾隆 32 年，從民國 36 年開始以傳統施工方式整建廟宇，迄今工程仍持續中，其價值之珍貴表現於石柱、木雕、壁雕、石雕及彩繪等藝術精華，多出自於早期臺灣雕刻老師父的巧手（至今已漸漸失傳），是我國傳統藝術代表之一。

鶯歌鎮（82,676 人/21.12 平方公里）

　　鶯歌鎮在清朝光緒年間名為鶯歌石庄，因其北面山脈斜坡翠嵐中屹立一大岩石，其形狀似鷹，古稱為鷹哥石，又因鷹與鶯同音，於是改鷹哥為鶯哥，因哥為語助詞無意義，故又將哥改為歌，清代改為鶯歌石。於民國九年日據時代又改為鶯歌庄，於民國二十九年升格為鶯歌街，於民國三四年台灣光復後改稱鶯歌鎮（設治樹林），於民國三十五年八月一日將原屬於鶯歌鎮之樹林地區分治為「樹林」「鶯歌」兩鎮。

　　本鎮的陶瓷器皿品質優良，聞名全省享譽國際，技術堪稱世界一流，每年光是外銷歐美，就為國家爭取了可觀的外匯。而設置的陶瓷博物館，不僅僅只是展出台灣陶瓷而已，還蒐集保存、典藏、研究及推廣，透過博物館的設施與營運，達到溝通、資訊、教育、遊憩等多元性功能。既能展現地方特色，還能使文物集中典藏，不致於散失而能流傳後世。

板橋次區域醫院訪談研究調查報告

　　板橋次區域含有 2 間區域醫院，18 間地區醫院，362 間診所，989 位醫師爲該區域居民服務，平均每位醫師的服務人口數爲 1,115 人。該次區域共訪談 115 人，其中板橋市 70 人，土城市 34 人，樹林市 10 人，三峽鎮 1 人。

板橋市

　　針對板橋市共 9 間地區醫院，每間醫院訪問 10 位患者，有些醫院患者十分稀少，其中家醫院訪問不足人數，分別爲 5 位、4 位及 1 位。有效問卷爲 70 位，女性 45 位，男性 25 位。年齡 40 歲以上，有 39 人，30 歲以上及 40 歲以下的有 13 人，30 歲以下爲 18 人。平均每年看病次數在 10 次以下的有 43 位 (43/70) 。國人平均每年門診次數爲 14[7]，顯示板橋市多數人每年門診次數在平均標準之下。

　　在這當中，身體不舒服時會先以基層門診爲優先考量的受訪者有 30 位 (30/70) ，另有 26 位則會選擇地區醫院 (26/70) ，只有 4 位會選擇區域或醫學中心，合理解釋基層門診的功能。先到藥局購藥的則有 10 位受訪者 (10/70) ，表示藥局在社區醫療上仍有其一定價值。一位 40 多歲的中年男子

---

7 根據健保局統計資料顯示，目前每年每人平均就醫次數達 14.5 次。

表示：「平常如果不舒服會先選擇到藥局買藥，很少看醫生，幾乎只有看痛風而已。」56 歲，從事服務業的男子亦表示：「平常如果感冒咳嗽的話，會自己到藥局買藥，由藥局老闆依照他的病情給成藥或配藥，覺得很信賴藥師的專業。」

　　至於為何到本院治療之原因，就方便性，專業及病情的選項上，考慮專業性的有 46 位 (46/70)，顯示近七成的就診民眾是以醫院的專業能力為第一優先考量。一位在板英醫院接受訪談的 30 多歲婦女便表示她住在萬華，「跑來這裡是由於聽說這裡有一位蘇醫師不錯，相信蘇醫師的專業。兒子有過敏體質，需要長期的拿藥及就醫。」。

　　在受訪者中，有 61 位是居住於板橋市 (61/70)（其中 2 位是在鄰近區域，但到板橋的醫院較近），另有 9 人是慕名或指定健診醫院。當日的半數就診原因是一般初級處理的疾病，有 13 位受訪者是因小手術回診或不易痊癒的雜症 (13/70)。慢性病求診則有 13 位 (13/70)，10 位是因檢查而來 (10/70)。顯示板橋地區醫院具有第一線初級醫療、長期照護及健檢的功能，讓許多居住於外地的人慕名而來。

　　沒有家庭醫師的有 47 位 (47/70)，無被轉診經驗的更高達了 64 位 (64/70)，民眾傾向於自行前往更大型的醫院，到地區醫院也很少是經由診所的轉診而來。有些民眾更換醫院是跟著醫師走，或著是有固定的不同科別的醫師。一位 55 歲的女士表示，「內科都會固定看某一家醫院，因為其中有一位醫師原來自己開診所，後來換來這家醫院，我就跟著這位醫師，因為他很不錯。外科我則到這家醫院，因為有人介紹，我覺得看的有效用。如是要檢查我就去比較有規模的醫院，

因為醫院體制比較大，比較有好的儀器做精密的檢查……。」

　　受訪者中，47 位對轉診制度沒意見 (47/70)，16 位贊成轉診制度 (16/70)，只有 5 個人反對。對於醫藥分業，若問其在甲診所看診還要到乙藥局拿藥（又隔兩條街），17 位受訪者覺得很麻煩 (17/70)。男性，26 歲，表示反對醫藥分業，「因為不相信藥師的專業，覺得醫院聘請的藥師比較嚴謹，外面藥局的藥師水準比較沒有保障。」另一頭髮微禿的中年男子，則表示贊成轉診制度，「覺得應該小病到小醫院，大病到大醫院，才不會小病擠到大醫院，重病急症的人還要等，浪費寶貴時間。因此在十五年前就很贊成，認為應該從小診所到地區醫院到醫學中心，之後再回流到地區醫院。」

　　覺得健保實施後較方便的受訪者有 46 位 (46/70)，18 位覺得差不多 (18/70)。對於健保保費覺得合理的有 32 位 (32/70)，15 位覺得尚可 (15/70)。而覺得部分負擔合理的人則佔了 52 位 (52/70)。有位女性，40 多歲，認為健保保費不合理，表示「先生職位較高所以全家繳的保費較多。我們家很少有人生病，卻付的比別人還多，很不合理。有的機關明明職位高卻報成很低，要繳的錢就比較少，非常不合理，應該大家都一樣。」但認為部分負擔合理，有使用者付費的觀念，也有醫療保險可以申請扣除。另一位 27 歲男性，表示「健保是好的，是一種社會福利。當然，沒有用到是最好，但應該用在該用的地方，用在真正需要用的地方，增加設備或醫療資源，不要用來發給健保局員工獎金。一般民眾不了解制度，也只能配合，部分負擔及保費合理，但健保後藥變差了，病人為了快好，只好自費換藥。」一位 50 多歲的中年男子，

覺得健保保費合理,「但應由專業人士評估,而不是由一般民眾說合不合理。」認爲使用者付費是應該的,醫院的一些成本是可以計算出來的,應由專業人士計算成本,而非民眾決定。

對於健保實施後之滿意度,受訪者中有 12 位認爲診療有提昇 (12/70),覺得藥物有進步的有 1 位 (1/70),認爲設備有提昇的有 6 位 (6/70),認爲實施前後都差不多,沒什麼意見的則有 50 位 (50/70)。有 2 位認爲診療品質下降 (2/70),3 位認爲藥物品質變差 (3/70),2 位認爲醫療設備品質下降 (2/70)。一位年齡 50 歲左右的女性表示:「我不信任健保的藥,覺得都吃不好,有一次我拿自費開的藥去問健保的醫院能不能給我開這個藥,但健保醫院說沒辦法,讓我覺得很生氣。覺得健保保費很貴,一個月要繳好幾百塊錢,現在又越調越高,還管制某些藥不能用,健保開的藥吃了不會好,還不如去看自費。」

板橋市的人口稠密度在全台北縣的排名爲第四名,每平方公里有 23,298 人,再加上距離台北市近,交通便利,不管是商業往來或人文交流都非常頻繁,因此該地區幾可說是台北縣與台北市的重要商圈樞紐。因人口多,因此該地區的地區醫院也相當多,競爭相當激烈。而從以上資料顯示,板橋市的居民就醫多屬理性,沒有"明星醫院"之迷思,且在選擇醫院時,多以醫師或醫療設備的專業性 (65.7%) 來作考量。各地區醫院之間便能相互產生良性競爭,各自在其專門科加強責任,照護板橋居民的健康。

土城市

　　針對土城市共 4 間地區醫院，本計劃原則上每間醫院訪問 10 位患者，但有 2 家醫院患者人數十分稀少，受訪人數不足，分別各為 7 位。有效問卷數為 34 份，女性 16 位，男性 18 位。年齡 40 歲以上，有 14 人，40 歲以下為 20 人。逾七成的受訪者，平均每年看病次數在 10 次以下的受訪者有 26 位 (26/34) 。國人平均每年門診次數為 14，因此土城地區多數人在平均標準之下。

　　在受訪者中，生病時優先選擇基層門診的有 22 位 (22/34) ，選擇地區醫院的則有 7 位 (7/34) ，選擇區域或醫學中心的有 4 位，合理解釋基層門診的功能。而會逕自到藥局購藥的只有 1 位受訪者 (1/34) ，表示該地區民眾就醫選擇屬理性就醫層面，信任醫師專業。一位不到 20 歲的年輕人表示平時很少生病，如果只是頭痛、流鼻水等小感冒，會自己多喝水、補充睡眠，但若一直沒起色，便會到附近診所就醫。一位四十多歲從事廣告業的男性，平常工作忙碌，忙到沒空可生病，若真身體不適，會到藥局買成藥服用。但若仍越來越嚴重，還是會到診所就醫。

　　選擇本院治療的原因，就方便性，專業性及病情的選項上，有 19 位受訪者以方便性作為第一個選擇因素 (19/34) ，顯示近六成的就診民眾是以醫院的距離遠近做為第一優先考量。不過，仍有 15 位受訪者以醫療的專業性來做選擇 (15/34) ，顯示該地區民眾對醫療專業仍相當重視。一位二十多歲的年輕少女說道:「自己若是生比較嚴重一些的病時，不

一定去大醫院或小醫院，通常是先考慮自己生的是什麼病，再打聽哪一間診所或醫院的醫生比較好，然後才去診所或醫院掛門診。」年約 35 歲的一位男士認爲醫師的人品跟聲譽，是很重要的考量之一。因爲他的女兒支氣管不好，以前都在某婦幼醫院看，那兒有一位醫師很好，他的女兒從出生後就一直給他看診，後來該院發生打錯針事件，該醫師離開，輾轉託朋友打聽得知目前在另一間診所看診，即使離家遠，還是不辭辛勞的找他看病，因爲他們覺得小朋友的健康比什麼都重要。

在這 34 位受訪民眾中，有 28 位是居住於土城市（其中 6 位是在鄰近區域但到土城的醫院較近），另有 6 人是慕名而來的。當日就診原因以一般初級處理的疾病居多，慢性病及小手術回診或不易痊癒的雜症則次之，後則爲檢查。顯示土城市的地區醫院具有第一線初級醫療及長期照護的功能。

受訪者中，無家庭醫師的有 28 位 (28/34) ，而無轉診經驗的民眾也高達 28 位 (28/34) 。民眾傾向於自行前往較大型的醫院，到地區醫院也很少是經由診所的轉診而來。一位看來打扮入時且年約四十多歲的婦女說道：「基本上，贊成轉診的制度，但通常都是民眾自己覺得狀況不對，而自行到另一家醫院就醫，診所的醫生有時為了賺錢，而隱瞞病情，不建議轉診，結果造成永難彌補的傷痛。」，她的一位朋友就因如此，診所醫師只告訴他是消化道問題，當病情日益嚴重，轉診時已是胃癌末期，結果年紀輕輕的就此喪失寶貴生命。一位 20 多歲的年輕人，沒有家庭醫師，但有固定的看診醫師，像是耳鼻喉科就固定看那個醫師、牙科也固定掛那個醫師的

診，這麼一來，不用每次都重複自己以往的病歷，有無過敏之類的問題。

　　多數受訪者對轉診制度持贊成態度 (26/34)，有 6 位受訪者表示沒有意見 (6/34)，反對則僅有 2 位 (2/34)。對於醫藥分業制度的看法，有 8 位受訪者認為醫藥分業具專業意義而表贊同 (8/34)，但卻有 12 位覺得在甲診所看診還需要到乙藥局拿藥，就效率上看來非常不方便 (12/34)，多數人覺得很麻煩，且藥局藥師素質良莠不齊，給藥安全性令人擔心。年約 35 歲的中年人說道：「覺得以前在醫院看診，在醫院拿藥比較安心，也比較方便。因為畢竟外面藥局的藥劑師是否合格，一般民眾不得而知，藥物好不好，也只有藥師自己知道，若跟以前一樣，起碼藥會拿的比較安心。」一位 70 多歲的老人家對醫藥分業持反對的態度，除了分開領藥較為麻煩外，也認為經驗老道的醫師對開藥通常較有心得，開的藥也比較有效。但實施醫藥分業後，醫師可能會因無法掌控藥局的狀況〈不清楚藥局有什麼樣的藥物〉，而無法真正的對症下藥。病人復原的慢，就可能再次回診；本來看一次就好的病，得分好幾次的療程，如此將浪費更多的醫療資源。

　　對於健保保費，覺得合理的受訪者有 9 位 (9/34)，覺得尚可的有 7 位 (7/34)，因此有近五成的民眾認為目前的保費還可負擔。但也有近三成的民眾覺得有點貴，希望調降。至於在健保部分負擔方面，覺得合理的受訪者有 18 位 (18/34)，約有近六成的比例。有位年約 45~50 歲的廣告商，覺得健保保費及部分負擔是合理的，因自己本身是老闆，每年的保費就繳了近百萬，雖有些心疼，但這是該為員工負責

的。況且現在造福別人，也是為自己的未來積福，老了之後自然能品嚐甜美的果實。但有位中年婦女持相反意見說道：「認為健保的部分負擔非常不合理，健保保費也相當貴。尤其是在已經繳了昂貴的保費後，還得再自行負擔 50~150 元不等的醫藥費。小孩子又常生病，加上全家的保費，實在相當昂貴，且部份負擔的金額也不一致，有些困擾。」一位三十多歲的孕婦，認為健保的部分負擔不合理，特別是醫學中心收費特別昂貴，對窮人及需治療慢性病的老人而言，是一項沉重的負擔；而健保保費一漲再漲，實嫌昂貴。

另外，有 22 位受訪者覺得健保實施後看病較方便 (22/34)，覺得差不多的則有 11 位 (11/34)。受訪者中認為健保實施後診療有所提升的有 17 位 (17/34)，認為藥物有提昇的則有 4 位 (4/34)，覺得設備有進步的有 8 位 (8/34)，覺得都差不多沒什麼變化的則有 9 位 (9/34)，覺得醫療品質有下降情形的僅有 1 位 (1/34)。一位 70 多歲的男性說道：「健保實施後，認為診療品質有隨之上升，感覺上醫生與護士的態度較以往親切許多，但許多人即使無病無痛依舊頻繁的看病、拿藥，平白浪費了許多醫療資源，如此對整體的醫療品質都將有不良的影響。」。一位 30 多歲的年輕孕婦，感覺健保實施後，各方面的醫療品質並未有所提昇，反而有下降的現象。特別是目前的用藥，品質越來越差，有些醫院甚至以國產藥品代替進口藥物，若要使用較好的藥物需自行補貼價差，甚至有些藥物醫院根本沒有，無法提供。健保若無法提供好的藥物，對重大疾病患者的幫助將很有限，也會造成整體醫療品質的下降。

　　土城這四間地區醫院所處的路段，皆爲人車來往頻繁之
處，且四間醫院相距不遠，各自有其所長，因此可說是一良
性競爭。對土城地區的民眾而言，此爲一好現象，扮演基層
醫療第一級的角色，該四間地區醫院可說是相當的出色。只
是，若能在醫療軟硬體設備及醫師個人品德上多加留意，此
地區之地區醫院營運便不會受大型醫院之影響。

樹林市

　　樹林地區共 2 間地區醫院，但因其中一家醫院門診病患
十分稀少，無法訪談，故僅訪談一家醫院。有效問卷爲 10 位，
女性 6 位，男性 4 位。以 51～60 歲最多，有 4 人。平均每年
看病次數在 5 次以下者最多，佔了一半，5～10 次者，有 3
人。國人平均每年門診次數爲 14，顯示樹林地區多數受訪者
在平均標準之下。

　　身體不適時有 6 位受訪者以基層門診爲第一選擇
(6/10)，選擇地區醫院的則有 2 位 (2/10)，會選擇區域或醫
學中心的則僅有 2 位，合理解釋基層門診的功能。

　　至於爲何到本院治療，就方便性，專業及病情的選項上，
有 8 位受訪者認爲係因專業性考量 (8/10)，顯示八成的就診
民眾是以醫院的專業能力爲第一優先考量。一位女性病患便
表示自己「相當信任這間醫院的醫生」，對該醫院的環境及儀
器也都讚譽有加。

　　有 9 位是居住於樹林。1 位住在板橋，因該醫院的骨科

醫師口碑不錯，故慕名而來，一位女性病患便在訪談中表示：
「今天來這裡看，是因為這裡的骨科醫師名聲很好很優秀。」
一位男性病患在訪談中亦提到：「開完刀之後覺得鎖骨附近的
骨頭會酸痛，之前有來給這家醫院的某醫生看過覺得他看的
還不錯，比之前去另一家區域醫院作復健的效果還要好……」
當日就診病患以掛骨科為多，就診原因超過半數是小手術回
診或不易痊癒的雜症（6/10），接下來則為一般初級處理的疾
病 (2/10)，檢查及慢性病求診各一，顯示樹林區醫院具有第
一線初級醫療及長期照護的功能。

在受訪者中多數無家庭醫師 (9/10)，無被轉診經驗的也
高達 8 成 (8/10)，民眾多半自行前往較大型或認為醫術可信
賴的醫院，到地區醫院也不一定是經由診所的轉診而來，而
傾向於自我判斷病情的嚴重程度，來選擇就醫的醫院。一位
男性病患便表示：「在附近的診所看診，對病情無較大的改
善。……如果有比較大的病，才會到區域醫院或大型醫院，
而心肌梗塞不舒服時會選擇較大的醫院，因為這類規模較大
的醫院在心血管疾病方面較有好的儀器及療效。」但同時也
有病患在訪問中提到：「沒有轉診經驗，因為醫生並不會主動
幫病人轉診。」

贊成轉診制度的受訪者有 7 位 (7/10)，3 人無意見。一
位男性病患表示：「轉診是個很好的制度，因為有專業的人可
以給予建議。」40% (4/10) 贊成醫藥分業的制度，一位男性
病患表示：「這是各專所長，對自身的醫療品質也是一種保
障。」反對者則有 4 位 (4/10)，2 位無意見，反對的原因為
領藥較麻煩外，也有受訪病患表示「用藥方面有問題時，會

先詢問醫師，所以醫藥分業沒有必要性。」

　　覺得健保實施後較方便的有 8 位（8/10），2 位覺得差不多（2/10）。在健保保費部份，覺得合理的有 4 位受訪者（4/10），認為尚可的有 3 位（3/10），覺得有點貴的也有 3 位（3/10）。大多認為部分負擔合理（8/10），感到不合理或無意見的各有 1 位。

　　另外，有 8 位受訪者覺得健保實施後看病較方便（8/10），認為差不多的受訪者則有 2 位（2/10）。覺得健保實施後醫療品質提昇的有 4 人，其中 2 人認為健保實施後診療品質有所提升（2/10），另外 2 人則覺得設備品質有進步（2/10），其他 6 位受訪者則覺得健保實施前後的醫療品質差異不大，和以往差不多（6/10）。

　　樹林市鄰近台北市，隨著大台北都會區的範圍持續擴張，居民人數呈現正成長，人口密度目前居於台北縣第 8 位。樹林市兩家地區醫院均在樹林火車站步行可達之處，均有地利之便，交通發達。然而二家醫院給人感覺落差很大，一間外觀老舊，醫院整體設備及環境較不整潔，候診區感覺凌亂，較少病患前來看診；另一間醫院則恰成反比，設備新穎，醫護人員親切，門診病患也相當多，雖有骨科、婦產科、小兒科、外內科等各類不同科別，但以骨科口碑為佳，骨科的門診病患亦佔全院門診病患的三分之一，因此可說是一具有特色的專科地區醫院，醫術深得病患信賴，不受大型醫院競爭之影響。

三峽鎮

　　三峽鎮共 2 間地區醫院，除一間醫院爲精神療養院，因此僅訪問一家醫院，且該院患者十分稀少，只訪問 1 位患者。有效問卷數爲 1 份，女性 1 位。該患者年齡爲 20 歲以上。平均每年看病次數爲 20-30 次，據該病患表示本身有慢性疾病，需定期服藥。

　　該病患表示，「平時若身體感覺不適，會先購買成藥服用，但如果是要治療糖尿病等慢性疾病時，則會選擇到地區醫院就診。」由此可見地區醫院亦具有長期照護的功用。

　　選擇本院治療的原因，就方便性，專業性及病情的選項上，該患者以病情作爲第一個選擇因素，且與住家距離近，能夠方便就近治療慢性病。顯示該醫院雖然因鄰近的區域醫院而流失相當多的患者，但仍有部份民眾會因就醫方便性與病情考量而選擇附近的地區醫院，顯示其仍具有相當程度的醫護功能。

　　這位受訪者無家庭醫師，也無被轉診的經驗，因此對於轉診制度表示沒有任何意見或看法。對於醫藥分業制度，則持反對態度，認爲看診和領藥分開太麻煩，她曾經有一次拿處方簽去領藥，卻發生缺藥的狀況，要過幾天後才能領藥。索性不拿藥了，但如此一來，便失去了就醫的目的。

　　而她本身認爲健保保費太貴，跟勞保時期相差很多，以前她每個月只要繳交數百元的金額，但目前家裡每人每半年就需要一萬元左右的保費，感覺上有點無法負荷。

　　另外，覺得健保實施後看病較方便。也認爲健保實施後

整體醫療品質皆有提昇。但在選擇大醫院時，因人多必須等待較長時間；小一點的如基層診所，卻又有資訊不足的缺點，此部份感覺上仍是有矛盾之處。

　　此間地區醫院歷史悠久，院長本人便已行醫四十多年，由內部裝潢與診間數、樓層數可見昔日的榮景，但因區域醫院等大型醫院之設立，加上三峽地區小型診所數亦多，競爭相當激烈，使得絕大部分門診病患流向四處就醫，該醫院目前則轉型以呼吸治療病房為主，門診形同虛設；加以院長年事已高，本院未來之發展應朝轉型努力。

二、三重次區域

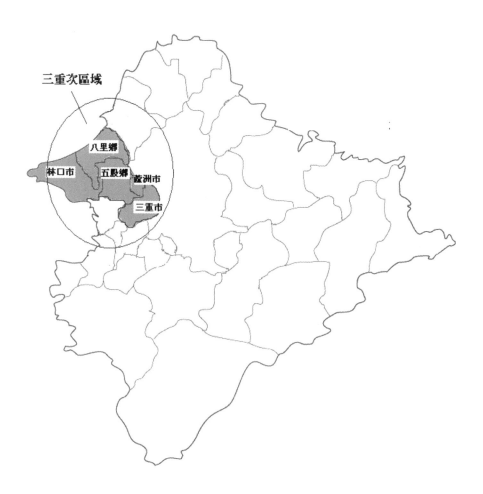

　　三重次區域包含三重市、蘆洲市、林口市、五股鄉及八里鄉，市鎮共有 720,564 人口，土地面積 152.26 平方公里，為台北縣人口第二多的生活區。其中蘆洲市及三重市的人口稠密度更分別位居北縣的第二、三名。對於該區居民對於醫療資源之需求有必要深入了解。

人文地理介紹如下：

三重市 （384,458 人/16.32 平方公里）

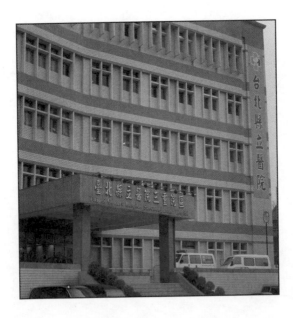

（台北縣立醫院三重院區）

　　三重市以前稱為「三重埔」，「埔」指的是平原，早期由新莊登陸的大陸移民往北拓墾，第一個平原為「頭重埔」，「三重埔」就是第三個平原。當大稻埕繼艋舺之後，成為台北的重要商業區，三重以桅檣帆影，往來兩岸的繁榮景象，成為一個熱鬧的城鎮。清光緒 15 年（西元 1893 年）劉銘傳興建鐵路之際，於

大稻埕與三重埔之間的淡水河上，築造木橋，火車駛經今重新路至桃園、新竹，但日據時代因木橋被洪水沖毀，日本人將鐵路改爲經萬華、板橋而至新竹，將原來三重埔鐵道路基開闢爲南北縱貫道路。民國 14 年，日本人將木橋改建爲鐵橋，並命名爲台北橋，此更加強了三重往後的發展與台北的關聯。

　　三重市因地勢低窪，每逢豪雨或颱風，往往連同盆地上其他地區淹水成災。就地理環境而言，是不適宜於發展爲三十萬人以上之都市地區。可是，三重與台北都會區的關係卻是密不可分的，三重自來水亦取給於台北市，安全則有賴盆地防洪設施的擬訂及實施，同樣地，三重的污水排水設施亦影響及於盆地中其它地區，台北市的員工不少居住於三重，而三重成爲是台北市產業活動最好之市場及技術勞力之來源。

　　三重位於盆地西半之東南，與新莊、蘆洲、五股、泰山相距甚近，生活供需上有著密切的關係，三重可謂台北市以外都會區之次級消費中心，此關係亦促使三重市在如此不利的地理條件下發展成三十萬規模之城市，由於社會經濟條件變遷的迅速，造成許多都市發展上的問題，成爲整個都會區域中最不健全發展的一個地方。

蘆洲市　（176,875 人／7.44 平方公里）

　　蘆洲市原爲一片原野及淡水河中之浮出地而成。原野之一部份爲二重埔，也稱爲三重埔；淡水河之浮出地，過去也稱爲「河上洲」「和尙洲」「鷺洲」「蘆洲」等。二百餘年前，泉州人移居於此，從事開墾，至咸豐、同治時代，和尙洲形成一小西街，成爲本市農產集散中心。日本治台時代，屬於台北洲新莊郡所管轄，台灣光復後民國３６年４月１日，二重埔，三重埔又分治爲三重鎮。本市東北隔淡水河，與北市陽明山相望，東南與三重市相連，西南與五股相鄰。

　　民國８６年人口突破１５萬人，並於同年１０月６日改制爲縣轄市。

林口鄉　（54,736 人／54.15 平方公里）

　　林口鄉本來是平補足人狩獵之地，舊名「樹林口」，因爲是南北陸路交通進入林地的入口而得名。位於台灣西部沿海，東界五股鄉，北鄰八里鄉，南壤桃園縣蘆竹、龜山兩鄉、西濱台灣海峽。本鄉東北季風強勁，位在亞熱帶氣候區，有典型亞熱帶溫和氣候，青山翠谷風景綺麗是休閒納涼的好去處。

　　鄉民多以務農爲本，自政府頒佈實施開發新市鎮以來，由於地方建設之更新與進步，鄉民生活水準日漸提高。更因工業區的開發，引進大量就業人口，帶動本鄉繁榮，而由典型的農業社區，漸漸轉變爲農工商混合的型態。

五股鄉（72,575 人/34.86 平方公里）

　　五股鄉位於台北縣的西北部，與台北市毗鄰，東接蘆洲市，西連林口鄉，南通泰山鄉，北以聞名全省的觀音山為分水界與八里鄉相鄰，東南跨三重、新莊兩市，東北利用淡水河之天然界線與士林區、淡水鎮相對峙，境內天然環成三角地帶，除東南一部為平地外，現闢為二重疏洪道，三分之二以上為林口特定保護區的山林。境內並有中山高速公路貫穿全省最大之五股工業區，交通、工商業相當發達。

八里鄉（30,905 人/39.49 平方公里）

　　八里鄉舊名為八里坌，清初時，官方曾限定渡台大陸移民只能從三個正口登陸，八里坌便是其中之一。因此它的開發與繁榮比淡水更早。可惜後來因淡水河大氾濫，沖毀城牆與街道，之後更因碼頭淤淺而被對岸的淡水港取代。

　　全鄉分為十個村，分別為埤頭、頂罟、舊城、訊塘、荖阡、下罟、長坑、龍源、米倉及大崁，除了長坑村、舊城村及荖阡村等三村之外，其餘七村皆與台灣海峽或淡水河相鄰。全區依山、傍水，臨海，形勢完整但又顯得略為孤立。這種地理特性，使得滿清政府早在雍正年間，即在此設立八里坌巡檢，可見國防軍事與交通上的重要性。但另一方面卻因地理位置的孤立性，而造成產業經濟的不發達，特別是河運衰退及海港淤淺後最為顯著。

三重次區域醫院訪談研究調查報告

　　三重次區域目前之醫療資源有 4 間地區醫院，250 間診所，428 位醫師爲該區域居民服務，平均每位醫師的服務人口數爲 1,684 人。該次區域共訪談 40 人，其中三重市 30 人，蘆洲市 10 人。

三重市

　　三重有 3 間地區醫院，每間醫院隨機訪問 10 位患者，總計有效問卷爲 30 位，男性 17 位，女性 13 位。年齡 41 歲以上的有 19 人，40 歲以下爲 11 人。平均每年看病次數在 10～20 次爲 12 人，10 次以下的也有 12 人。

　　在受訪者中，先選擇地區醫院爲身體不適時的首先就醫處有 12 位 (12/30)，基層門診次之 (9/30)，雖合理解釋基層門診的功能，但仍有 9 位受訪者會先到藥局購藥 (9/30)，表示藥局在社區醫療上仍有相當價值。

　　至於爲何到本院治療之原因，就方便性，專業及病情的選項上，有 19 位受訪者以方便性來作爲就醫的選擇 (19/30)，顯示超過六成的就診民眾是以醫院的距離遠近爲第一優先考量，有 6 位則是考慮醫院的專業 (6/30)，因急症或慢性病前來的有 5 位 (5/30)。一位 50 多歲，教育程度爲國小的老婦人便表示身體不舒服時會到醫療診所看醫生，因爲較方便，而且醫院感覺上醫療設備比較好，也比較能安心，

因此會選擇地區醫院就醫。

　　居住於三重市的受訪者有 25 位，7 位居住於外埠 (其中有 3 位是慕名而來，4 位因工作關係而前來) 。當日就診原因有過半數是一般初級處理的疾病 (17/30) ，小手術回診或不易痊癒的雜症則次之 (7/30) 。慢性病及檢查各有三位 (6/30) 。顯示三重地區醫院具有第一線初級醫療及長期照護的功能。

　　超過 8 成的受訪者無家庭醫師 (25/30) ，無轉診經驗的更高達九成 (27/30) 。到地區醫院也不一定是經由診所的轉診而來，民眾傾向於自行前往更大型或認為醫術可信賴的醫院。一位 50 多歲的中年人，家住台北市，表示之前曾在榮總看病，覺得效果不是很好，所以自行到祐民醫院看醫生。

　　有 22 位受訪者贊成轉診制度 (22/30) 。11 位贊成醫藥分業的制度 (11/30) ，沒意見的有 9 位 (9/30) ，反對的則有 10 位 (10/30) ，反對的原因為分開領藥較麻煩，覺得沒必要。一位 50 多歲的中年男子，反對醫藥分業，因為「這樣感覺上並沒有給病人更好的服務，實質上都差不多，既然如此，實在沒必要多跑一趟，浪費時間。」一位 20 多歲的年輕人則贊成醫藥分業，因為慢性病患者只要有處方簽，便可自行依照處方簽去購買藥物，不需要再次去看醫生，排隊掛號。

　　覺得健保實施後較方便的受訪者有 20 位 (20/30) ，7 位覺得差不多 (7/30) 。對於健保保費，覺得合理的有 8 位 (8/30) ，認為尚可的有 12 位 (12/30) 。覺得部分負擔合理的人則有 22 位 (22/30) 。一位中年男子，認為保費合理，但覺得現在有些人看病次數非常多，某些人並不是為了看病而前

來就醫。認為應該「這個人用多少，自己就承擔自己的那個百分比，且應承擔較多的保費，對於診療費的部分應該也要收高一點，讓他們知道不要浪費這些寶貴的社會資源。」

另一位中年男子則覺得健保保費不合理，因為勞、健保都要繳錢，有重複收費的嫌疑，且繳的又多，因此負擔很重，身心疲勞。一位中年婦女則說道：「覺得現今推行的健保 IC 卡制度並不是很方便，因為以前使用普通紙卡時比較安全，現在的 IC 健保卡並沒有看到蓋章或什麼特別記號，不了解資料登錄時的過程，這讓我有些擔心。」一位 20 多歲的女大學生，覺得使用健保 IC 卡非常的不方便，因為，她每看完 6 次要去醫療診所更新時，每次電腦都當機，不知道是因為軟體或硬體出了什麼問題。因此，非常不贊成。

認為在健保實施後，醫療品質與之前差不多的有 20 位受訪者 (20/30) ，認為診療的品質有提昇的則有 5 位 (5/30) ，有 2 位認為藥物品質提昇 (2/30) 。另有 3 位則認為醫療的品質、藥物等的水準降低 (3/30) 。一位 20 多歲的女大學生，認為越上層的醫療院所的品質越差，反而下層比上層好，因為上層的醫療院所給人的感覺就是醫術比較好、設備比較高級等等，但因每一天要看的病人非常多，問診時間沒多久便結束了，讓人覺得其實並沒有那麼專業。

因醫療科技發展，國內人口結構老化，再加上全民健保於 84 年實施，醫療需求增加，政府財務日益窘迫，為提昇公立醫院產能效率及醫療品質，政府將縣立醫院之整併列入施政方針。因此，於今年七月一日正式成立「臺北縣立醫院」(其前身為臺北縣立板橋醫院及臺北縣立三重醫院) 。這二間地

區醫院的整合為北縣居民的健康提供了較好的服務，分為二個院區，方便民眾就醫。由此看來，對三重地區的民眾而言，就醫的方便性非常重要，因此，該區的民眾較不會越區就醫，地區醫院的經營也較穩定，不受其他大型醫院的競爭影響。

蘆洲市

　　蘆洲市僅 1 間地區醫院，隨機訪問 10 位患者。有效問卷數為 10 份，女性 3 位，男性 7 位。年齡 40 歲以上，有 4 人，40 歲以下為 6 人。近八成的人數，平均每年看病次數在 10 次以下佔了 8 成 (8/10)。

　　身體不適時以基層門診為首先就醫選擇的受訪者有 5 位 (5/10)，選擇地區醫院的有 3 位 (3/10)。僅有 2 位受訪者會先到藥局購藥 (2/10)，表示該地區民眾就醫選擇屬理性就醫層面。一位中年男子，年約 40 歲，身體不舒服時會自行選擇到藥局買成藥服用，一方面因為信任藥局的藥師，一方面覺得是小病多喝水多休息即可。但若越來越嚴重，便會到地區醫院就醫。

　　選擇本院治療的原因，在方便性，專業性及病情的選項上，有 7 位受訪者會以方便性作為第一個選擇因素 (7/10)，顯示逾六成的就診民眾是以醫院的距離遠近做為第一優先考量。不過，仍有 3 位受訪者會以專業性作為就醫考量 (3/10)，顯示該地區民眾對醫療專業仍有相當程度的重視。

　　這 10 位民眾全數居住於蘆洲市，表示該地區醫院在蘆洲

市為民眾提供了相當重要的健康照護功能。當日就診原因以一般初級處理的疾病居多 (5/10)，慢性病及檢查則次之，各佔了 (1/10) 及 (4/10)。顯示土城市的地區醫院具有第一線初級醫療及民眾健檢的功能。

接受訪談的 10 位民眾皆無家庭醫師，也無被轉診的經驗。民眾多傾向於自行前往更大型的醫院。一位 20 多歲的年輕女子說道：「我沒有家庭醫師，但有固定看診的醫師，例如內科或耳鼻喉科都選擇自己較為信任的固定醫師。」

雖然如此，多數民眾對轉診制度仍持贊成態度 (7/10)，沒有意見的僅有 3 位 (3/10)。對於醫藥分業制度的看法，有 2 位受訪者認為具專業性而表贊同 (2/10)，卻有 4 位受訪者覺得在甲診所看診還要到乙藥局拿藥，就效率上看來非常不方便，覺得很麻煩 (4/10)。且若對藥物有問題時，無法直接詢問醫師，實為一大隱憂。

健保保費部份，覺得合理的受訪者有 2 位 (2/10)，覺得尚可的也是 2 位 (2/10)，因此有四成的民眾認為目前的保費還可負擔。而覺得有點貴的受訪者有 2 位，希望調降。至於在健保部分負擔方面，覺得合理的人有 4 位 (4/10)，沒有意見的則有 5 位 (5/10)。

另外，多數人覺得健保實施後看病較方便 (8/10)，覺得差不多的為少部份 (2/10)。有 3 位受訪者認為健保實施後設備有提昇 (3/10)，覺得都差不多沒什麼變化的則為 7 位 (7/10)。一位中年男子，年約 40 歲，覺得健保實施後，醫院的設備有變好，可是卻覺得醫師看病時沒以往來得仔細，尤其是診所的醫師服務態度變差，沒有以前看病時那麼關心病

人的病情。

　　蘆洲地區土地面積僅 7.44 平方公里，卻居住了 176,875 人，其人口稠密度排名為北縣的第二名，但卻只有一間地區醫院。而該院為綜合性醫院，除有內、外科，同時也是公司行號的健檢醫院，對該地區居民而言，提供了很好的醫療照護服務，再加上鄰近區域有其他較大型醫院，遇到急重症患者，仍有完整的醫療網絡後送治療，其擔任之醫護角色相當重要。

三、雙和次區域

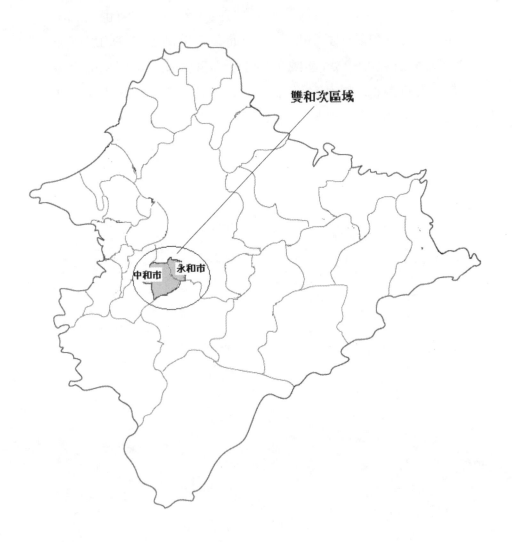

　　雙和次區域包含中和市及永和市，二市共有 638,141 人口，土地面積 25.85 平方公里，為台北縣人口第三多的生活區，其中永和市人口稠密度更高居北縣的第一名，本區的生活水準與台北市不相上下。

人文地理介紹如下：

中和市（406,325 人/20.14 平方公里）

　　地名起源傳說是由過去境內「中坑」庄與「漳和」庄前後個一字而成，也有令一說法是由「漳」和訛傳而為「中」和。原名中和莊、民國 35 年 1 月改中和莊為中和鄉、隸屬台北縣海山區，36 年 1 月海山區歸台北縣政府直轄至民國 39 年依據「台灣省實施地方自治綱要」，經普選成立第一屆鄉民代表會始，首行鄉長民選，至 68 年 10 月由於人口漸增，升格為中和市、改制為市民代表會，迄今已歷 10 屆鄉民代表會、五屆市民代表會，地方自治運作已臻成熟。目前行政區人文地理劃分南勢、秀安、漳和、員山四區，統轄 93 里、2410 鄰。

　　光復後，中和市之最大轉變，來自民國三十八年前後湧入的大量外省移民，扮演首都疏散下的住宅區，作為中階層軍公教人員的主要住所，建立許多眷舍。由於台北市是中央政府所在地，中和除了提供軍官眷屬的住宅外，也提供了部分公教人員的住宅需求，中和作為台北市近郊的一個衛星城鎮。

　　民國四十七年，中、永和分鎮，此時外省移民成為中和人口結構中的多數，除了枋寮仍作為聚落中心外，幾個外圍地區如五安、員山、平河、南勢角等開始形成了以眷村為主的發展地區。

　　中和市為台灣地區最主要的移民據點之一，主要是因為早期的發展以及環繞台北市衛星城市的地理位置，而中和市移入人口的社會經濟特徵，在性別並沒有差異，男性與女性移民的比例約略相等。

　　在交通方面，重要幹道有中山路東通永和、台北市、西連板橋、新莊。連城路東接中山路、西連土城市。景平路北接華中橋通台北市萬華區，東經秀朗橋往新店。中正路北達板橋、新莊、南接景平路通新店。現有東西向快速道路網，高架自新莊貫通板橋、中和、永和、新店，尚在施工中，而北二高位於中正路設有交流道，連接中山高速公路，輻射全台交通便捷。

永和市（231,816 人/5.71 平方公里）

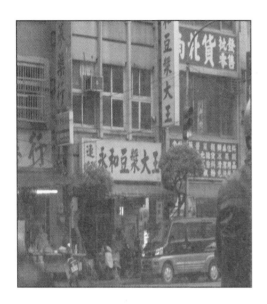

（永和豆漿大王）

永和市位於台北盆地東南一隅，和台北市以新店溪為界，地勢單純，其間無山脈、丘陵，是一片由東南向西北逐漸降低之平原。包含 93 里 1249 鄰，但面積僅有 5.71 平方公里。是全台面積最小之市鎮，但人口已逾 23 萬，每平方公里人數超過四萬以上，密度居全台之冠。

與台北市僅有一水之隔（新店溪），當隔岸之台北市正逐漸邁向國際舞台之際，永和市也正迅速的發展，熱鬧繁華之市街與台北市並無二致。由外地來北部謀生而定居於此地者多為青壯人口，其中有不少新婚夫婦在此生兒育女，因此本市人口呈現年輕化，知識水準頗高，人口素質等齊，充滿年輕活力、欣欣向榮。

民國 44 年，幾個老兵為了糊口，也為了一解思想之愁緒，賣起了手工油條、燒餅、豆漿，從早到遠，人潮絡繹不絕，竟也闖出了一片天空。而今，一提到永和，便會彷彿聞到陣陣的豆漿香味呢！

雙和次區域醫院訪談研究調查報告

　　雙和次區域目前之醫療資源有 12 間地區醫院（包含專科及小型醫院），246 間診所，445 位醫師為該區域居民服務，平均每位醫師的服務人口數為 1,434 人。該次區域共訪談 99 人，其中中和市 59 人，永和市 40 人。

中和市

　　共 8 間地區醫院，每間醫院隨機訪問 10 位患者，有些醫院患者十分稀少，計有 3 家醫院訪談不足人數，分別為 6 位、3 位及 2 位。有效問卷為 59 位，女性 33 位，男性 26 位。年齡 41 歲以上，有 21 人，40 歲以下為 38 人，以 20～30 歲的就診民眾最多（26/59）。受訪者中，平均每年看病次數在 5 次以下的有 22 位（22/59），5 次～10 次則有 16 位（16/59）。受訪民眾平均每年門診次數在平均標準 14 次以下。

　　以基層門診為首先就醫選擇的受訪者有 25 位（25/59），選擇地區醫院的則有 16 位（16/59），合理解釋基層門診的功能。但會到藥局購藥的受訪者也高達 18 位（18/59），表示藥局在社區醫療上仍有一定價值。一位女性病患便表示：「平時若是輕微的症狀，會先自行到藥房買藥吃……不喜歡看醫生，如今是因為症狀比較嚴重了才會來。」

　　至於為何到本院治療，在方便性，專業及病情的選項上，有 37 位受訪者以方便性為首要選擇（37/59），顯示超過六成

的就診民眾是以醫院的距離為第一優先考量。一位女性病患表示:「平時很忙,都沒有自己的休閒時間,今日排休,特地到住家附近看皮膚科,是第一次到這家醫院。」以專業性選擇的受訪者則有 15 位(15/59)。另一前往看診的女性病患則在訪談中提到:「醫師的醫術不錯,且護士都非常的好,對這家醫院的醫療品質非常有信心。」

　　居住於中和市的有 50 位,慕名而來的僅有 1 位。當日就診原因多數是一般初級處理的疾病(29/59),小手術回診或不易痊癒的雜症為次之(18/59)。慢性病求診的有 4 位(4/59),來檢查的則有 7 位(7/59)。顯示中和地區醫院具有第一線初級醫療及長期照護的功能。

　　多數受訪者無家庭醫師(40/59),近九成無轉診經驗(51/59),受訪者傾向於自行前往較大型或認為醫術可信賴的醫院,到地區醫院也不一定是經由診所的轉診而來。

　　轉診制度方面, 27 位受訪者贊成轉診制度(27/59),沒意見的有 29 位(29/59),僅 4 位受訪者反對。一位男性病患便表示:「唯有如此(轉診)各院間的醫療資源才能平均分配,而且同樣的檢查項目才不會重複做,而浪費醫療資源。」至於醫藥分業的制度,贊成的有 18 位(18/59),多數無意見(33/59),10 位反對,反對的原因除了分開領藥較麻煩,覺得沒必要之外,一位女性病患則認為「醫生開的藥,藥局不一定會拿同一種藥。且個人本身有習慣吃同種藥,怕良莠不齊的藥局會亂配藥。」

　　多數受訪者覺得健保實施後較方便(45/59)或差不多(16/59)。對於健保保費,覺得合理的受訪者有 6 位(6/59),

認為尚可的則有 22 位（22/59），21 位認為有點貴（21/59）。覺得部分負擔合理的人佔二成（17/59），但有更多人沒有意見（24/59），認為部分負擔不合理的則有 19 位。一位女性病患表示：「大醫院的掛號費及部分負擔太誇張了，因為已經有繳了保費，許多部分卻還需要自費，有些還要預收，而且時常要等待很久，明明有的治療一天可以做完，卻要分好幾天來做……而且就診一次就要花好幾百元，如此一年繳的四萬多保費，感覺上好像都用不到。」

有 13 位受訪者認為健保實施後診療的品質有提升（13/59），8 位認為藥物的品質提升（8/59），11 位則認為醫院的設備提升了（11/59），認為健保實施前後的醫療品質都差不多的受訪者為多數，佔四成（25/59），對此無意見的則有 9 位（9/59）。4 位覺得醫療品質下降（4/59），一位女性病患表示：「現在聽說有很多診所都會建議拿自費的藥才會比較好，那這樣全民健保就沒有意義啦……健保實施後醫療品質感覺變差很多。」其中有 2 位受訪者覺得基層的醫療品質有下降的趨勢，1 位認為政府應該嚴格控管醫療資源，避免浪費；1 位則表示對此不太清楚。

永和市

共 4 間地區醫院，每間醫院隨機訪問 10 位患者。有效問卷數為 40 份，女性 26 位，男性 14 位。年齡 40 歲以上，有 23 人，40 歲以下為 17 人。近五成的人數，平均每年看病次

數在 10 次以下佔了四成 (19/40) ，顯示永和地區多數人在平均標準之下。

　　受訪者中，以基層門診為第一就診選擇的有 20 位 (20/40) ，選擇地區醫院的則有 13 位 (13/40) ，只有 4 位會選擇區域或醫學中心，合理解釋基層門診的功能。但也有 3 位會先到藥局購藥 (3/40) ，表示藥局在社區醫療上仍有其一定價值。一位三十多歲的年輕婦女認為平日有身體不適就多休息。如有感冒、咳嗽現象則就近藥房買藥服用，比較省事。

　　選擇本院治療的原因，在方便性，專業性及病情的選項上，有 22 位以專業性作為第一個選擇因素 (22/40) ，顯示近六成的就診民眾是以醫院的專業能力為第一優先考量，且受訪者多數是仰慕醫師的醫術而來，而且大部分滿意醫院的服務。 一位中年男士，坐著輪椅推進來表示腳受傷，住在板橋，但是選擇永和的醫院，因為這裡的醫術較好。另一位中年女生，咳嗽很久，在附近診所一直看不好，便到該地區醫院，感覺醫院規模較大，儀器設備較齊全，醫術也較好。

　　在這 40 位受訪者中，有 34 位是居住於永和市區域（其中 6 位是在鄰近區域但到永和的醫院較近），另有 6 人是慕名或建議轉診本院。當日就診原因以一般初級處理的疾病居多 (18/40) ，小手術回診或不易痊癒的雜症則次之，佔了三成 (13/40) 。慢性病求診的有 5 位 (5/40) ，來檢查的則有 4 位 (4/40) 。顯示永和市的地區醫院具有第一線初級醫療及長期照護的功能，同時也吸引其他地區的患者。

　　逾四成的受訪者有家庭醫師 (19/40) ，但無被轉診經驗的則高達 8 成 (34/40) 。受訪者傾向於自行前往更大型的醫

院，到地區醫院也很少是經由診所的轉診而來。

　　多數民眾對轉診制度持贊成態度 (24/40) ，沒有意見的受訪者有12位 (12/40) ，反對則僅有4位 (4/40) 。對於醫藥分業制度的看法，有 18 位受訪者認為具專業性而表讚同 (18/40) ，但有 13 位受訪者覺得在甲診所看診還要到乙藥局拿藥，就效率上看來非常不方便， (多數) 人覺得很麻煩。

　　對於健保保費，覺得合理的有8位 (8/40) ，覺得尚可的有11位 (11/40) ，因此有近五成的民眾認為目前的保費還可負擔，但也有近三成的民眾覺得有點貴，希望調降。至於在健保部分負擔方面，覺得合理的人約有近七成的比例 (27/40) 。一位三十多歲的年輕女士表示，「全民健保的部分負擔是合理的，但全民健保太浪費，都被藥廠及別人賺走了。例如你去看眼科，明明一罐藥水根本用不完，但是下一次去看的時候仍然會給你新的藥，這明明就是浪費了嘛！」

　　覺得健保實施後看病較方便的受訪者有30位 (30/40) ，認為差不多的則有7位 (7/40) 。而能說得出治療品質提昇的有12人，其中少部份的受訪者認為健保實施後診療品質有所提升 (5/40) ，有2位認為藥物有提昇 (2/40) ，5位覺得設備有進步 (5/40) ，27位覺得都差不多沒什麼變化 (27/40) ，覺得醫療品質有下降情形的則有6位 (6/40) 。一位四十多歲的家庭主婦由朋友介紹來就診，說道：「全民健保實施後，看病有比較方便，IC卡更方便，但對藥物方面說都比較不好，用好的藥要加強，其他好像沒什麼差別。」

　　永和地區，地狹人稠，繁榮不亞於台北市，四間地區醫院，各擅勝場，每家業務都非常繁忙。一間為婦產科專科醫

院，日夜接生，又有特殊設備，如 4D 彩色立體超音波，醫術聲譽遠近馳名。其餘三間均為規模不小的綜合醫院或大型醫院的分院，不但門診熱鬧，而且有後送醫院。基層門診及長期照護的功能也十分優異，完全不受大型醫院競爭的影響。

四、新莊次區域

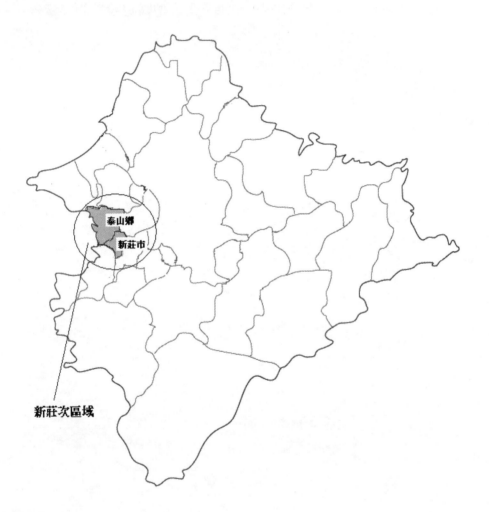

新莊次區域

　　新莊次區域包含新莊市及泰山鄉，市鎮共有 449,394 人口，土地面積 38.9 平方公里，為台北縣人口第四多的生活區。今日的新莊，雖已呈現工商發達、人口激增的新都市面貌，但在進步之餘，依然能見其歷史的痕跡與傳承。尤其長年以來，新莊文人雅士的書香風氣及三代薪火相傳的小西園掌中戲[8]，愈發顯現新莊人在經濟成長之餘，仍不輟精神文明的追求與保存。

本次區域人文地理介紹如下：

新莊市（383,745 人/19.74 平方公里）

　　新莊市，即「新興的街莊」之意。是台灣北部開發最早的地區之一，在乾隆嘉慶年間，曾盛極一時是台灣北部工商行政中心與農業重鎮，嘉慶以後失去航運之利，略顯衰微，到光緒中葉新莊線鐵路完成，再度呈現活躍之勢，不久又因鐵路改道又平淡下來。 中日戰爭末期，日本人為疏

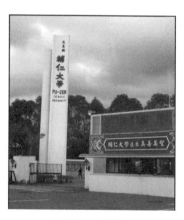

（輔仁大學）

---

8 小西園為日據時代的後起之秀，目前是台灣最具號召力的布袋戲班之一，保留了許多難得一見的傳統藝術菁華。新莊自古即有一府、二鹿、三新莊之美稱，是大台北盆地開發甚早的城鎮，昔日一條街即有九團布袋戲團，因而享有北管布袋戲巢之美名。

散台北的重要機構，把工廠都移往鄰近鄉鎮，新莊的工業就
在此時漸漸起飛，奠定了今日工商業發達的繁榮基礎。

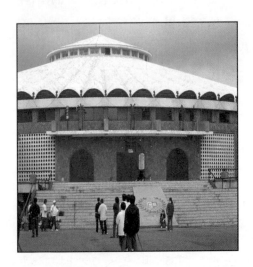

（輔仁大學-中美堂）

　　民國六十九年改制
為縣轄市，因位於台北市
近郊，資源有限，但仍從
事許多大型建設，於是漸
漸跳脫了早期工業城市
的刻版印象，躍升為一個
工商繁榮，文化鼎盛，具
高生活品質與社區意識
的新興都會城市。「輔仁
大學」，創校迄今將屆八
十週年，使得該市的文化
氣息漸濃，重視人文與工
商業並重發展的重要性。

泰山鄉（65,649 人/19.16 平方公里）

　　本鄉位於台北縣西端，東鄰新莊市，南毗桃園縣，西接
林口鄉，北銜五股鄉。轄境百分之三十為平地，其餘為山坡
地與河川地。依地緣及民情習慣分為頂泰山、下泰山、大科
坑、橫窠雅及貴子坑等地區。

　　本鄉在清朝隸屬淡水廳八里坌堡，日據時期置區役場於
本鄉貴子坑。後來為了便於殖民統治，將此區併入新莊街役

場達二十八年之久。光復後，實施地方自治，居民皆感接洽
公務往返不便，遂有分治之議，迨民國三十九年三月一日劃
出成立本鄉。

新莊次區域醫院訪談研究調查報告

　　新莊次區域目前之醫療資源有 1 間區域醫院，5 間地區醫院，153 間診所，363 位醫師爲該區域居民服務，平均每位醫師的服務人口數爲 1,238 人。該次區域共訪談 22 人。

新莊市

　　訪問新莊地區 5 間地區醫院，除一間精神專科及一間痲瘋病專科醫院外，每間醫院隨機訪問 10 位患者，惟某醫院患者十分稀少，受訪者僅有 2 位。另一家醫院則因病患過少，無病患可訪談。總計有效問卷爲 22 位，男性 14 位，女性 8 位。年齡 20～40 歲的有 13 人，40 歲以上爲 9 人。受訪者中，平均每年看病次數在 5 次以下有 7 位（7/22），5 次～10 次則有 4 位（4/22），顯示新莊地區半數的受訪病患在平均標準之下。

　　身體不適時的就醫首先選擇爲基層門診的有 11 位受訪者（11/22），選擇地區醫院的則有 7 位（7/22），只有 4 位會選擇區域或醫學中心，合理解釋基層門診的功能。

　　至於爲何到本院治療之原因，就方便性，專業及病情的選項上，有 13 位受訪者會以專業性來做選擇（13/22），顯示近六成的就診民眾是以醫院的專業能力爲第一優先考量。一位女性病患表示：「如果身體不適……會先去地區醫院看病，

因為該醫院的醫生醫術不錯，而且覺得醫生很有醫德，問診也很仔細。」

　　有 12 位受訪者居住於新莊市，另有 4 人是慕名而來。當日就診原因有半數是一般初級處理的疾病（11/22），另為小手術回診或不易痊癒的雜症（4/22）。因慢性病而前來的有 3 位（3/22），檢查也是（3/22），另有一名則為急性症狀。顯示新莊地區醫院具有第一線初級醫療及長期照護的功能。近五成的受訪者有家庭醫師（10/22），而無被轉診經驗的則更高達 8 成（18/22），受訪者傾向於自行前往較大型或認為醫術可信賴的醫院，到地區醫院也不一定是經由診所的轉診而來。

　　贊成轉診制度方面，有 19 位受訪者表示贊同（19/22），一位女性病患表示：「會用到轉診的制度一定是可能醫院沒有這個設備，或著醫生沒辦法醫，就一定要轉診，反正如果沒有轉診的話，自己還是要自己去別的醫院看別的醫生。」另一位女性病患則說：「轉診的制度很好，因為醫生比較瞭解其他的醫院設備或專科醫生可以建議病人。」只有 1 個人反對，有 2 個人沒有意見。

　　超過半數的受訪者贊成醫藥分業的制度（12/22），另外有 8 位無意見，2 位反對，有一位男性病患表示：「因為要等兩次，有時候身體真的很不舒服，還要等很久，還不如同一個櫃臺直接領藥方便。」

　　對於健保保費，覺得合理的有 6 位（6/22），認為尚可的有 4 位（4/22），認為有點貴的則有 8 位（8/22）。一位男性病患說：「健保費對一些低收入戶可能還是一個負擔，有工作的人雇主可以幫忙負擔，沒有工作的人反而要負擔全額，這是

不合理的。」部分負擔方面，認為合理的人有 13 位（13/22），
覺得不合理的有 8 位（8/22），一位女性病患便表示：「如果
健保制度是為了幫助比較需要用到健保的人的話，為什麼還
另外有部分負擔，而且看越多還收越貴？」。

　　多數人覺得健保實施後看病較方便（15/22），認為差不
多的受訪者則有 4 位（4/22）。當中，認為醫療品質提升的有
13 人，認為診療的品質有提升的有 9 人，認為藥物品質有提
升的有 8 人，認為醫院的設備有提升的則有 8 人。覺得健保
實施前後的醫療品質都差不多的有 4 位，認為診療、藥物或
各方面，均有下降趨勢的也有 4 位。一位男性病患在訪談中
表示：「健保實施後，護士的服務變的很好，醫生也跟病人說
的比較多，另外，覺得藥品品質好像下降了，因為有時候感
冒了很久都看不好。」

　　新莊地區 6 所地區醫院，除了樂生、仁濟兩家療養院非
以一般門診病患為主之外，其餘兩家醫院病患均十分稀少，
設備老舊，主治醫師年事亦高，較缺乏競爭力；有些現階段
門診病患不多，以呼吸治療病房為主。另兩家醫院，業務繁
忙，看診病患很多，在地區醫院中規模稱大；醫院之醫術亦
備受患者肯定，絲毫不受大型醫院之影響。

五、新店次區域

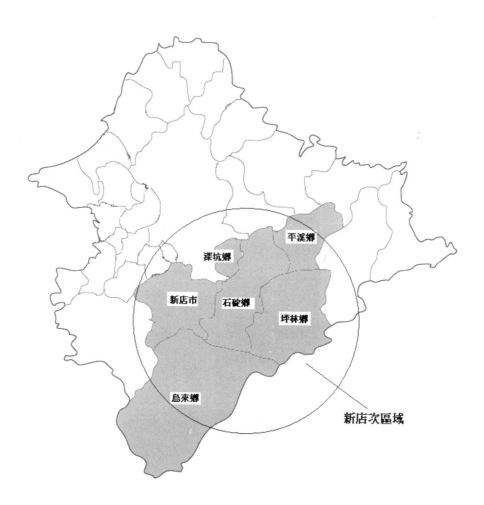

　　新店次區域包含新店市、烏來鄉、深坑鄉、石碇鄉及平溪鄉，市鎮共有 325,885 人口，土地面積 747.98 平方公里，雖然人口數為台北縣第五多的生活區，但土地面積則為最大之區域。其中烏來鄉的土地面積為全北縣最大，但人口稠密度卻不高，可看出當地土地之開發尚未完全，人煙稀少，醫療資源亦相對略顯不足。

人文地理介紹如下：

新店市（280,661 人/120.23 平方公里）

　　新店市開拓於清朝乾隆年間，距今約三百廿年，相傳當時有福建省康州籍之林某商人，在通往烏來道路上，架設小屋，經營雜貨及與原住民交換物品，因未設店號，往來的旅人皆以「新店」稱謂，日久習慣而得名。

　　本市位居台北縣南端台北盆地南隅，東邊緊鄰石碇鄉，西邊靠中和市，南邊銜烏來鄉，北邊則與景美、木柵為界。轄內山脈綿沿，地勢南高北低屬本省北部

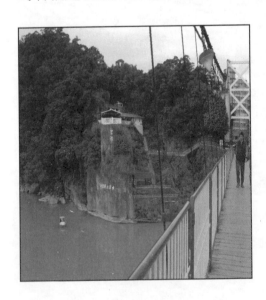

（新店碧潭吊橋）

雪山山脈分支之丘陵地帶，山巒疊起，地勢陡峻，自南邊海拔一千公尺之大桶山向北逐漸降低，以迄台北盆地邊緣，河流源自於烏來之拳頭山南勢溪與淵源於宜蘭縣坪林之北勢溪匯流成為新店溪，蜿蜒北行至淡水河入海，全長７３・３公里。

「碧潭」，為台灣昔日的八景之一，風景秀麗，二邊的往來早年以渡船為主，民國25年碧潭吊橋完工後，不僅是聯絡中和、新店的橋樑，更因造型優美、獨特，成為新店市的地標。

烏來鄉（4,740 人/321.13 平方公里）

溫泉，泰雅語為「Urai」，漢語譯為「烏來」而得名。原為泰雅族聚居之地，二側山峰高聳，境內溪流密佈，風光秀麗，景點眾多，四季皆有風情特色，素有「大台北的後花園」之稱。

都市建設以烏來村為中心，沿烏來街瀑布路、環山道路為主要發展區。重要商業以觀光藝品店為主，有百貨、旅館、飲食、山產、山地藝品等。

現有衛生所一所，村衛生室四所，轄內除衛生所外，並無私人診所或醫院。在教育文化方面，有九年制國民中學一所、小學一所，預定８５年度設立鄉立圖書館一處，山地文化設有烏來山胞公司附設山地歌舞劇團及山地文物館供海內外觀光客觀賞。

深坑鄉（20,745人/20.58平方公里）

本鄉四周皆山，形同盤地而景美溪貫通其中，北、西、南三面與木柵、南港為界；東面與石碇為鄰，境內大部份屬中央山脈之南港丘陵地，景美溪流經此等丘陵，因斷層關係多成縱谷、溪道水流不定，寬窄不一，平時流水較小，可供排水使用。氣候屬本省北部氣候區高溫多濕。每年12月至翌年3月為雨季。

本鄉因受自然地形限制，耕地面積長小；分佈於景美溪流域及其支流兩岸沖積地帶，主要農產品有稻米、茶葉、綠竹等。

有聞名台北地區，以古「鹽滷」法而釀製水質特優，清醇可口之物產「深坑豆腐」。

坪林鄉（6,194人/170.84平方公里）

坪林鄉東北接雙溪鄉，西南接石碇鄉、烏來鄉，東南與宜蘭縣頭城、礁溪鄉毗連，坪林為北宜公路的中繼站，西距台北市38公里，東距宜蘭市42公里，居台北縣重要位置。全鄉多山地，北面為伏獅山區，南面為阿玉山區，有北勢溪蜿蜒全境，西流至龜山與南勢溪會合為新店溪。鄉民以種植茶葉為主。

石碇鄉 (7,700 人/144.35 平方公里)

　　舊名爲「石碇堡」，隸屬於淡水廳：早期是宜蘭、坪林等地進出台北之門戶，由於當時還沒有橋樑，商旅百姓皆需跨越舊式房屋的石質門檻 (閩南語稱爲"戶碇")，因而得名。日據時代，全鄉劃分石碇、格頭、楓于林三區，民國九年實施地方制度，三區合併一庄，置庄長，設庄役場於石碇，並設協議會，諮問施政，隸臺北州文山郡；全庄劃分十五保，各置保正一人，執行基層行政。至民國卅四年八月光復後，由臺北州接管委員會接管，改稱「石碇鄉」，目前劃分爲石碇、潭邊、烏塗、彭山、豐田、隆盛、豐林、中民、永定、光明、格頭、永安等十二村。

平溪鄉 (5,845 人/71.34 平方公里)

　　本鄉位於基隆河上游，處在台北縣之東北地區。東與瑞芳、雙溪相接、南與坪林毗連、北和基隆、汐止爲界、西與石碇相鄰，面積共七一・三三八二平方公里，劃分爲薯榔、白石、菁桐、石底、平溪、嶺腳、東勢、望古、十分、南山、平湖、新寮十二個村，全鄉均屬山區，平原稀少，四處層峰翠巒、草木清新，氣候與基隆相似冬季雨量特多。基隆河上游貫穿全境，其間大小瀑布成群，構成特殊景色，風光明媚，爲郊遊休閒及渡假之最佳去處。

新店次區域醫院訪談研究調查報告

　　新店次區域目前之醫療資源有 1 間區域醫院，3 間地區醫院，104 間診所，282 位醫師爲該區域居民服務，平均每位醫師的服務人口數爲 1,156 人。該次區域共訪談 10 人。

新店市

　　共訪問 3 間地區醫院，每間醫院隨機訪問 10 位患者，但其中有二間爲精神專科醫院，故實際上僅訪談到一間地區醫院，因此有效問卷爲 10 位，女性 5 位，男性 5 位。以 31～40 歲最多，有 4 人，但 71 歲以上的也有 2 位。平均每年看病次數在 5 次以下者 1 位，10 次以下有 4 位，10～20 次則有 3 位，顯示新店地區多數人接近或在平均標準 14 次之下。

　　受訪者中，醫院選擇首先爲地區醫院的有 5 位 (5/10) ，基層門診次之，有 4 位 (4/10) ，只有 1 位會選擇區域醫院，合理解釋基層門診的功能。

　　至於爲何到本院治療，在方便性，專業及病情的選項上，大部分以方便性 (距離) 來做選擇 (9/10) ，顯示九成的就診民眾是以醫院的距離爲第一優先考量。一位男性病患表示：「因為家住新店所以選擇時都會先找附近的醫療診所看病，不到區域醫院或醫學中心的主要理由是因為太遠不夠方便……。」

　　居住於新店的受訪者有 9 位。當日就診原因以一般初級

處理的疾病爲多（4/10），因小手術及其回診、雜症者次之（2/10），有 3 位患者是慢性病 (3/10)　，1 位檢查。顯示新店地區醫院具有第一線初級醫療及長期照護的功能。

　　多數無家庭醫師 (8/10)　，全數無被轉診的經驗，民眾多半自行選擇要前往大型或認爲醫術可信賴的醫院，到地區醫院不一定是經由診所的轉診而來，而傾向於自我判斷病情的嚴重程度，來選擇就醫的醫院。一名女性病患便表示：「平常身體不適時，會到就近的醫院去看病，會到比較大的醫院是因為身體有比較大的毛病才需要到那裡。」

　　至於轉診制度，有 8 位表示贊同 (8/10)　，2 位沒有意見。一位女性病患即表示：「贊成轉診的制度，是因為病情較為嚴重或是設備不足才需轉診。」有 7 位患者贊成醫藥分業的制度 (7/10)　，2 位無意見，1 位反對，原因爲「醫藥分業不太方便，在這裡診所看完醫生，還要跑到另外一個地方拿藥，太過於麻煩，全部統合就好，不必分開來完成這個手續。」。

　　對於健保保費，沒意見的最多（4/10），其次則是認爲有點貴 (3/10)　，有 2 位覺得合理，1 位覺得尚可。部分負擔方面，認爲合理的人有 6 位 (6/10)　，認爲不合理的有 2 位 (2/10)　，一位男性受訪病患便表示「以前勞保時代，看病不需部分負擔及掛號費用，可是現在實施全民健保之後都要花錢。」也有另一名男性病患認爲「平常健保所繳保費就是為了平常有不時之需所需要用的，但是現在看病越多次，部分負擔所繳越高，這樣不太合理，真正有需要用到的人，所繳的費用反而更多。」另外 2 位則對此沒有意見 (2/10)　。

　　健保實施後，大部分的受訪者覺得就醫較方便（9/10），

僅有一位認為差不多（1/10）。但是說得出醫療品質提昇的只有 1 人，認為藥物的品質有提升；有 6 位覺得健保實施前後的醫療品質都差不多，2 位表示對此並不瞭解。有 1 位則認為藥物品質下降了：「現在看病吃藥的時間比較久，恢復時間慢，醫生解釋是因為開健保藥，所以好的比較慢，如果想要復原較快，需要購買自費藥品。……這樣子對病患的權益有影響，吃健保藥不容易好，自費藥品又有些太貴，無法自行負擔費用，結果病情拖延而加重……認為基層醫療品質下降。」

　　新店地區三家地區醫院，其中二家為精神專科醫院，幾乎沒有門診病患。而受訪的這家地區醫院看診科別多，包括小兒科、家醫科、牙科、心臟科、外科、婦產科、神經內科與復健科，醫院樓層共七樓，規模甚大，不亞於較大型的區域醫院。看診病患一般均認為醫院交通便利，可縮短求醫時間，故在新店地區之發展，並不受大型醫院競爭的影響，而能為地區民眾提供醫療服務。本區雖已有一家區域醫院（耕莘），再加上即將開始的慈濟醫學中心，比較其他地區，新店的醫療資源十分豐富。

六、汐止次區域

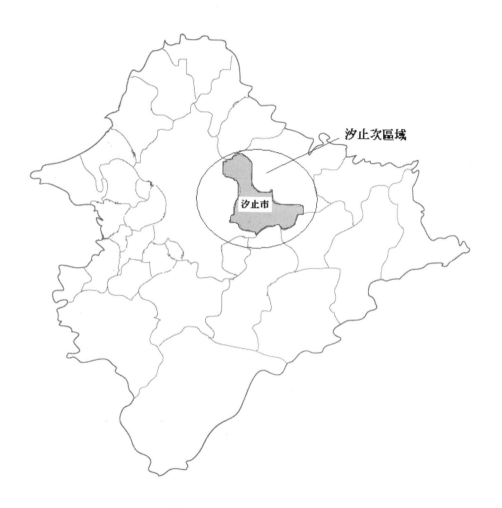

　　汐止次區域僅含括汐止市，共有 170,765 人口，土地面積 71.24 平方公里，為台北縣居住人口第六多的生活區。鄰近有基隆市、萬里鄉，目前逐漸發展為科技園區都市。因基隆河水溢問題，許多地區長期遭受淹水的痛苦。

人文地理介紹如下：

汐止市（170,765 人／71.24 平方公里）

　　本鎮隸屬台灣省台北縣，位於縣之東，恰在台北盆地與東部盆舷之交接處，南以南港山脊與平溪、石碇二鄉為鄰，

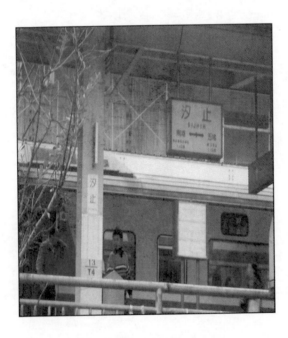

（汐止臨時車站月台）

北以五指山脊及萬里鄉與北市士林內湖兩區相壤，東鄰基隆市七堵區，為台北市與基隆市交通要道，本鎮南北高山夾峙，為一丘陵起伏與狹之向斜河谷，形成四面環山丘陵谷盆地，基隆河貫穿本鎮之中心，每逢漲潮，恆至本鎮灘頭為止，因之夜闌人靜之時常聞海夕、河夕相

繫之聲，其聲悅耳，自昔即有"灘音"之謠，清代時舊名"水返腳"，日據時代稱"水返腳街"，後又改為"汐止街"，隸屬七星郡（包括萬里、金山兩鄉以及內湖、南港兩區），直至民國三十四年光復，台灣省重歸祖國，始設鎮制，改稱「汐止鎮」。

　　本鎮對外交通有縱貫鐵路、北基公路、銜接高速公路之交流道、北宜高速公路、新台五線及已完工之第二高速公路，交通非常便利，將來之高速鐵路、捷運系統延伸均在此交匯，本鎮堪稱全省最大之交通樞紐區。本鎮教育普及，計幼稚園二十五所、國小十一所、國中三所、高中二所，圖書館目前有四所；總館、新昌分館、北峰分館、茄苳分館，預計新建尚有江北分館、長安分館等。　新興工業區非常發達，如生物科技發展中心等，帶動了地方產業，使得汐止成為新的工業區。

　　汐止次區域目前之醫療資源有 81 間診所，81 位醫師為該區域居民服務，平均每位醫師的服務人口數為 2,108 人（表1、表2、表3.1）。

七、淡水次區域

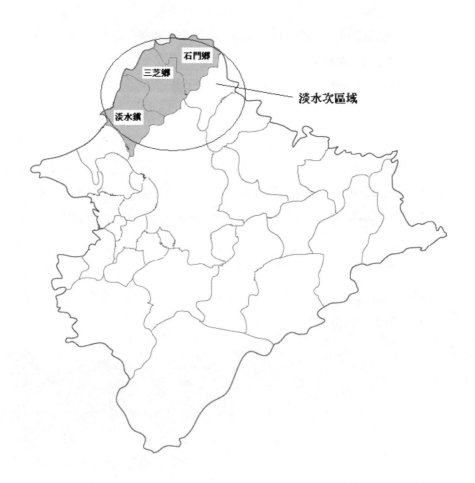

　　淡水次區域包含淡水鎮、三芝鄉及石門鄉，市鎮共有158,176 人口，土地面積 187.91 平方公里，爲台北縣居住人口第七多的生活區。該區域因靠海緣故，再加上近年來爲因應週休制度，休閒事業日益蓬勃，人文藝術氣息濃厚，沿岸咖啡館林立，博物館、美術館亦相繼成立，立刻帶動了人口之移入潮，十年來人口數由 91,642 成長到 123,646 。因此可看出，該區域之人文興衰與當地觀光藝文活動之關係相對緊密。

人文地理介紹如下：

淡水鎮（123,646 人/70.66 平方公里）

　　現在的淡水街以前被稱爲「滬尾」，據說是因爲此地位於淡水河的尾端，而且有漁民於此設石滬捕魚而得名。到了日據時代，「淡水」正式取代「滬尾」並沿用至今。

　　古時候「淡水」是一個地方的總稱，使用於淡水河口與淡水港，更早以前甚至是指整個台灣北部。而「滬尾」即是村落名稱，後來「淡水」與「滬尾」並用，日本

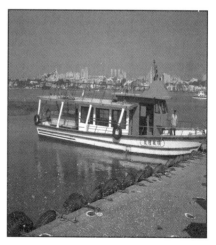

（淡水渡輪碼頭）

時代「淡水」才正式取代「滬尾」的名稱，而沿用至今。

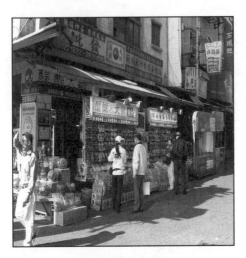

（淡水觀光老街）

今日的淡水鎮，北鄰三芝鄉，南以關渡和台北相接，西瀕台灣海峽，並與八里一水之隔；境內除淡水河口狹小平原外，大屯山陵被覆本鎮泰半，形成山城河港。河光山水、風景秀麗，自古為台灣八景之一，昔日並有「東方威尼斯」之稱。

戰後，淡水淪為小漁港，雖一直有開港的風聲，但卻事與願違。隨著大台北都會區的發展，淡水的產業與社會漸漸有了改變。早先經濟依賴在此就學的大學生；之後，逐漸變為北海岸觀光遊憩的重點而生機蓬勃；直到近十年來房地產的熱絡發展才讓淡水在人文與自然環境上起了結構性的變化。例如：過度的市鎮開發，造成市容的惡化；大量移入的外來人口，突顯了公共設施的不足和居住品質的惡化。

三芝鄉（23,224 人/65.99 平方公里）

往昔是凱達格蘭族分布地區，舊稱「小雞籠」，爲凱達格蘭族族名之音譯，清末編譯「芝蘭三堡」，後演變而成「三芝」之名。

本鄉位於台灣本島最北端稍微偏西，其位置約在東徑一二一度、北緯二十五度之間，北邊與石門鄉和金山鄉毗鄰，南邊與淡水鎮相接，東連大屯山脈和台北市北投區陽明山分界。西臨台灣海峽與大陸福州遙對，爲一背山面海，風景秀麗的鄉村。

在開拓以前，係爲ＶＡＹＩ番社所踞，稱爲小雞籠社，境內森林蔚鬱，漢人入居後成爲小雞（圭）籠莊，又作小圭郎，本鄉的所在地小基隆即取自小雞籠字音的轉變、本鄉往昔是凱達格蘭族分佈地區，而「雞籠」是由凱達格蘭族採用自己族名ＫＥＴＡＧＡＬＡＮ譯音而取名的。清末編隸芝蘭三堡，日本踞台後，於民國九年改正地方行政制度，乃取芝蘭三堡改名爲三芝，小雞籠遞衍爲三芝的名稱於焉告成，台灣光復以後實行新制，改爲三芝鄉。

石門鄉（11,306 人/51.26 平方公里）

本鄉位居台灣之最北端，因有石門洞天然海蝕洞，故而有「石門」之稱號。地形上南依高山、北濱海洋、山多平原少，加上東北季風強勁，天然條件極差，也因此發展出獨具一格的特殊景觀，諸如天然海蝕洞（石門洞），再加上大屯山

遺留下之風稜石（麟山鼻），除在地質上頗具研究價值外，崢嶸的奇石與海岸美景更可發展出一環狀觀光景點。

　　聞名國內外的石門鐵觀音茶、十八王公廟前各式小吃肉粽、燒酒螺、花生，以及富基漁港生猛活海鮮，均是遊客的最愛。

淡水次區域醫院訪談研究調查報告

　　淡水次區域目前之醫療資源有 1 間醫學中心，5 間地區醫院，39 間診所，238 位醫師為該區域居民服務，平均每位醫師的服務人口數為 665 人，為本縣醫師密度最高的區域。該次區域共訪談 10 人。

淡水鎮

　　共 4 間地區醫院，除二間為精神療養院及其中一家改為小型醫院外，僅訪談到一家地區醫院並隨機訪問 10 位患者。有效問卷數為 10 份，女性 6 位，男性 4 位。年齡 30 歲以上，有 5 人，30 歲以下為 5 人。逾五成的人數，平均每年看病次數在 10 次以下 (6/10)　。國人平均每年門診次數為 14，顯示淡水地區部分居民的看病次數在平均標準之下。

　　身體不適時選擇的醫院，基層門診及地區醫院各半，表示該地區民眾就醫選擇屬理性就醫層面，信任醫師專業。且該地區較偏遠，民眾多傾向於選擇附近診所或醫院就醫，也可看出該地區醫院對民眾的健康照護而言具有相當功能與重要性。一位年約 20 多歲的小姐，因為淡水附近只有這一家地區醫院，所以通常身體感到不適時，都會先選擇這一家基層醫療醫院，感覺醫師專業性不錯。

　　選擇本院治療的原因，在方便性，專業性及病情的選項

上，有 6 位受訪者以專業性作為第一個選擇因素 (6/10)，顯示六成的就診民眾是以醫院的專業能力為第一優先考量。一位中年婦女帶她國中的兒子前來就醫，說道：「因她兒子腹痛在家附近的診所一直看不好，因此帶他到這家醫院。」年約20 多歲的年輕人，表示生病的第一個選擇就是來這家醫院，不但離家近，也信任這裡的醫生 (院長是他的家庭醫師，醫術不錯)，除非開刀，才會選擇大型醫院。

　　10 位受訪民眾全數居住於淡水鎮，當日就診原因以一般初級處理的疾病居多 (5/10)，小手術回診或不易痊癒的雜症則次之，佔了三成 (3/10)。因慢性病而前來就診的則有 2 位 (2/10)。顯示淡水鎮的地區醫院具有第一線初級醫療及長期照護的功能。

　　大多數無家庭醫師 (7/10)，無被轉診經驗的民眾更高達九成 (9/10)，民眾傾向於自行前往更大型的醫院，。

　　對轉診制度表贊成態度的有 2 位 (2/10)，8 位受訪者表示沒有意見 (8/10)。對於醫藥分業制度的看法，有二成的民眾認為具專業性而表讚同 (2/10)，但有約半數的人覺得在甲診所看診還要到乙藥局拿藥，就效率上看來非常不方便，(多數) 人覺得很麻煩 (5/10)。

　　對於健保保費，覺得合理的有 4 位受訪者 (4/10)，1 位覺得尚可 (1/10)，因此有約五成的民眾認為目前的保費還可負擔，覺得有點貴的僅有 1 位 (1/10)，希望調降。至於在健保部分負擔方面，覺得合理的人佔 2 成 (2/10)，覺得不合理的也佔了 2 成，半數沒有意見。

　　另外，多數受訪者覺得健保實施後看病較方便 (7/10) 或

差不多 (3/10) 。認為健保實施後診療有所提升的有 1 位 (1/10) ，覺得都差不多的則有 7 位 (7/10) ，另有 2 位認為整體醫療品質有下降趨勢 (2/10) 。一位女大學生，覺得實施健保後，整體醫療品質並沒有提升，反而變差，像是去看牙醫，病都不一次看好，得看很多次，對此十分不滿意。

　　淡水地區可說是北縣最具人文藝術氣息的地方，風景優美再加上遠離城市喧囂，近年來遷入的人口不斷增加，使得該區也成為了人口稠密度排名第的地區。而位於此區的地區醫院無疑肩負了非常重要的醫護責任，除一間綜合性的醫院外，其餘二間皆為精神照護類的安養病院。因為位處市郊，較無城市般的壓迫感，空氣新鮮，景色怡人，因此才會有許多安養院設置於此，希望能讓病患得到身心靈的完全釋放與靜養。相對的，此一綜合性的地區醫院對該區居民而言便變得非常重要，由訪談資料中可得知，居民對於該醫院的的專業性有相當程度的信任，因此，即使該地區有大型的醫學中心 (馬偕淡水分院) ，仍不受其影響。

八、瑞芳次區域

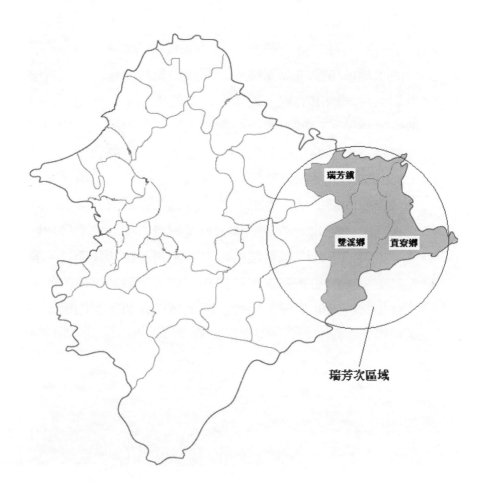

瑞芳次區域

　　瑞芳次區域包含瑞芳鎮、雙溪鄉及貢寮鄉，鄉鎮共有69,942 人口，土地面積 316.95 平方公里。此區域人口十年來流失嚴重，由 79,503 人遞減為 69,942 人，流失的原因可能與經濟發展衰退、生育率降低、青壯人口外移有關。早年，該區域也曾因山城礦業而風光一時，但隨著工業、電子高科技產業的發展，礦業沒落，再加上交通不便，產業進駐發展不易，居民只好外移，造成人口逐年遞減，居民年齡層有老化的趨勢，其對醫療資源之需求因人口結構上之因素，不同於其他地區，值得探討。

人文地理介紹如下：

瑞芳鎮　（45,804 人/70.73 平方公里）

　　據聞清朝時有陳、賴、沈三姓人民，在現柑坪里合資經營一家貨品齊全的商店，名為「瑞芳號」，因而得名。本鎮三面環山，一面臨海青山綠水，觀光資源雄厚，四、五十年代間，曾為本縣第二大鎮，金煤產量冠於全台，「金九」地區美稱「小香港」工商發達。

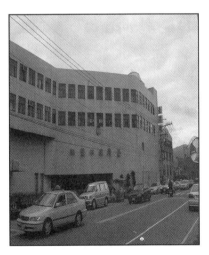

（礦工醫院）

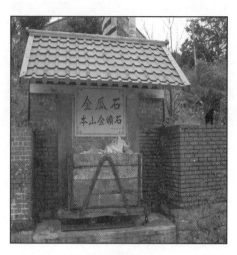

（黃金博物館）

五十年代後，金煤逐漸開採殆盡，未能即時發展觀光事業、公共建設落後，人口外流，地方日愈蕭條，近年政府逐漸重視觀光，金九候硐地區觀光規劃正由縣政府辦理中，本年度規劃完成。有關本鎮建設期盼能成為大台北地區觀光休閒重要據點。

沿海地區以漁業為主，可耕地約佔 2.48%，農業人口少，民國六十年以前，居民泰半以礦業為主，礦業沒落後，紛紛出外謀生。瑞芳第二工業區瑞發工業區之發展，係鎮民增加就業機會、人口回流、再造繁榮之期盼。

雙溪鄉　（10,061 人／146.25 平方公里）

雙溪鄉位於台灣東北角，東鄰貢寮鄉，西連平溪及坪林鄉，南接宜蘭縣頭城鎮，北與瑞芳鎮相靠，距基隆港 30 公里全鄉面積 146.2484 平方公里計 12 村 244 鄰，現有人口數近萬人。

本鄉因有平林、雙溪兩大溪流匯合而得名，四境青山環繞，蒼巒連綿起伏，山明水秀，景色宜人，在詩人筆下的「雙

溪八景」，名聞遐邇，頗具發展觀光旅遊事業價值。

貢寮鄉　（14,077人／99.97平方公里）

　　本鄉處於台北縣之最東端，大多為丘陵山地區，地形內容豐富，頗富山海之美，因位居本省東北隅，故冬季雨量豐沛。鹽寮公園（抗日紀念碑）、草嶺古道（虎字碑）、三貂角燈塔、桃源谷、福隆海水浴場、龍內露營區、龍洞灣公園等，皆是戲水、駕舟避暑遊覽的好所在。

　　以農漁人口為主，居民大多世居，民風純樸，個性保守。

瑞芳次區域醫院訪談研究調查報告

　　瑞芳次區域目前之醫療資源有 1 間地區醫院，25 間診所，38 位醫師爲該區域居民服務，平均每位醫師的服務人口數爲 1,841 人。該次區域共訪談 10 人。

瑞芳鎮

　　共 1 間地區醫院，隨機訪問 10 位患者，有效問卷爲 10 位，女性 6 位，男性 4 位。以 71 歲以上最多，有 4 人。平均每年看病次數在 10～20 次者最多，佔了 4/10，其他 5 次以下、5～10 次、20～30 次各佔 2 人。

　　受訪者中，選擇醫院以地區醫院居多 (5/10)　，有 2 位選擇基層診所，合理解釋基層門診的功能。3 位則選擇區域醫院或醫學中心。

　　至於爲何到本院治療，在方便性，專業及病情的選項上以選擇方便（距離）的最多，達半成。但受訪病患中，以來自外埠的居多（6/10），且其中 5 位表示是因地緣關係前來，合理解釋該醫院爲瑞芳及其周遭地區重要且唯一稍具規模的醫院，瑞芳鎮周圍包括貢寮、平溪、暖暖、九份等地的居民皆會到瑞芳醫院看診。以專業性作爲考量的有 3 位 (3/10)　，一位女性病患便表示「朋友介紹的這家醫院，骨科不錯，所以來看診」，2 位則是因慢性疾病。

　　因該醫院以骨科之求診病患爲多，故當日就診原因有 8 成的受訪者是小手術回診或不易痊癒的雜症（8/10），因慢性病而前來的有 2 位，顯示該醫院具有次級醫療及長期照護的功能。全數無家庭醫師，也都沒有轉診的經驗 (2/10)，民眾多半自行前往更大型或認爲醫術可信賴的醫院，到地區醫院也非經由診所的轉診而來，而傾向於自我判斷病情的嚴重程度，來選擇就醫的醫院。有一位女性病患表示：「平常若不舒服都是去台北大醫院看病，……目前每個月都會去一次，一次掛兩科門診，治療慢性病。今天會到這裡看診是因為覺得只是要看骨科而已，症狀也很輕微，不需要跑到大醫院。」

　　半數受訪者贊成轉診制度，4 個人沒有意見，1 位反對。僅 1 人贊成醫藥分業的制度，反對的 2 位，以無意見者最多（7/10）。無意見的原因除了覺得有些診所即使分開拿藥，藥局離診所也不是很遠之外，也有受訪病患表示自己多半在地區醫院以上層級看病，故是否實施醫藥分業對自己並無影響，故沒有意見。

　　全數覺得健保實施後看病較方便，有一名男性病患便表示：「全民健保實施後最大的好處就是看病變的非常方便，雖然感覺醫院的人好像變多了，但掛號、看診、領藥的流程大致上很迅速，所以覺得很滿意。」對健保之保費則以無意見者居多（6/10），除了部分表示保費都是親屬在繳，對此並不瞭解之外，也有部分是榮民或老年人，不需要負擔保費，故對此沒有意見，認爲保費合理或尚可則佔約四成 (4/10)。覺得部分負擔合理的人爲多數，佔九成 (9/10)。

　　健保實施後，半數受訪者認爲診療之品質有提升

(5/10) ，另一半受訪者則覺得差不多，認為整體醫療品質並未提升，也沒有下降。但有 1 位認為藥物的品質下降了，其在訪談中表示「碰過有醫生表示如果要使用較好的藥物，必須要自己貼錢，所以感覺一般健保的用藥品質似乎有下降的趨勢。」

　　瑞芳地區（及其鄰近的鄉鎮）因煤礦、金礦已開採殆盡，青年人口外流狀況較普遍，老年人居多，居民的社經地位偏低，能夠就近得到醫療照護對他們而言具有相當程度的方便性，更無須遠赴基隆甚至台北的大型醫療院所。倘若家中有人生病住院，亦可就近照護，減少部分開支（如交通費用）。因此健保開辦之後，一般地區醫院的住院部都處於逐漸萎縮的狀態，但瑞芳醫院的住院部人數卻並沒有因此而減少，住院部約佔總營運收入的 50%。整體而言，瑞芳醫院在瑞芳及其鄰近地區的醫療服務中扮演相當重要的角色，也確實擔負了地區醫院之重大責任。然而在健保總額運算正式上路之後，仍受到相當衝擊，致使醫院可能必須取消急診處的假日營運，以減少虧損。然瑞芳及其鄰近地區，僅瑞芳醫院急診處可供急救之用，建議健保局宜加以輔助此一狀況，以避免該區民眾本不甚充足的就醫資源更形萎縮。

九、金山次區域

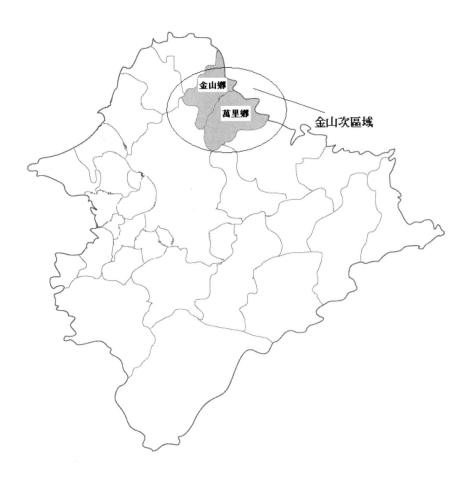

　　金山次區域包含金山鄉及萬里鄉，共有 40,912 人口，土地面積 112.59 平方公里。本區域人口十年來增加不多，由 39,000 人略增為 40,912 人，人數改變不大，沒有流失嚴重的問題。原因之一係因緊鄰淡水次區域的關係，沿海海岸線風景秀麗，現代人注重養生，溫泉 SPA 館多林立於此，因此也使得該區域的人文商業活動略顯活絡，相對的，醫療資源需求亦有所不同。

人文地理介紹如下：

金山鄉（21,851 人/49.21 平方公里）

　　舊名「金包里」，原取自凱達格蘭平埔族的譯音，意為「採硫磺之地」，日據後改稱「金山」，沿用至今。金山鄉三面環山，一面臨海，是北海岸最大的商業城鎮，也是歷史悠久的老聚落。

　　本鄉位於台灣最北端，東北面臨台灣海峽，東南接萬里鄉，沿海傍山與石門鄉為鄰。本鄉之開拓乃起源清康熙時，以金包里街為中心開始發展。在日據時代本地稱為金包里堡。民國九年金包里改稱金山，一直沿用至今。本鄉現今人口結構由於青年都往都市發展，故人口年齡老化。農業生產在本鄉仍占有相當之比例。由於人口結構老化，使本鄉對醫療設備需求大，故目前已成立財團法人北海岸金山醫院籌備處。

萬里鄉（19,061 人/63.38 平方公里）

　　以昔日萬里加投莊而得名，光復後改制，廢莊爲萬里鄉，
隸屬台北縣基隆區。民國卅九年八月廢區由台北縣直轄，本
鄉位於本省北部，東北濱太平洋、東南與基隆接壤、西南與
陽明山、汐止毗連，西北與金山爲鄰，海岸線全長十一公里，
總面積六三・三七六六平方公里，境內瑪鍊、員潭二溪橫貫，
三面環山、一面臨海，得天然之趣，林壑之勝。

　　金山次區域目前之醫療資源有 13 間診所，18 位醫師爲
該區域居民服務，平均每位醫師的服務人口數爲 2,273 人。

第五章

台北縣地區醫院及民眾
求醫行為之分析

　　本研究一共訪問了 48 家地區醫院（包含 3 家專科醫院及 9 家精神療養醫院），其中 9 家精神療養醫院爲保護病患隱私，因此不便訪談外，其餘的 39 家醫院計劃每家醫院訪談 10 位患者。其中 25 家訪談了 250 位患者，另外 14 家不足 10 位，共訪談了 56 位；合計有效樣本 306 份，其中男性 138 位、女性 168 位。針對求醫行爲的訪談中可分爲：就醫次數、就醫流向及選擇醫院、醫師的原因，疾病嚴重程度及分類，家庭醫師及轉診制度，醫藥分業及部份負擔認同度，以及健保的滿意度等幾項。同時分析性別及年齡對於求醫行爲的影響。另外，並做人類學場景（Scene）與儀式（Ritual）的分析。

　　訪談 306 位患者後，根據訪談數據分析出的理性就醫指數，就每年看病次數 20 次上下爲分界，顯示台北縣受訪民眾每年看病次數的指數爲 +291（20 次以下）/-103（20 次以上）；生病時優先選擇何種醫院的指數爲 +389（基層醫療院所及地區醫院）/-95（大型醫院）；多數受訪民眾優先於居住場所醫療機構就診的指數是 +108（本區）/-24（越區）；

在轉診制度的意見方面，贊成的指數有 +162，反對的則有 -17；由以上的指數大致可看出受訪民眾們均表現出理性的求醫行為。在選擇醫院的因素中，考慮醫院的專業性方面（+85/-56）及是否贊成醫藥分業（+104/-79），理性指數表現較中等。而在是否有家庭醫師（+89/-217）及是否有轉診經驗（+37/-269）的部份，理性指數表現則較缺乏理性(如表5 及圖二)。

表 5 台北縣地區醫院受訪病患的理性求醫指數分析

理性求醫分析	選　　擇	人數	指數	人數*指數
平均看病次數	5 次以下	111	+2	+222
	6-10 次	69	+1	+69
	11-20 次	73	0	0
	21-30 次	24	−1	−24
	31-40 次	8	−2	−16
	41 次以上	21	−3	−63
就醫選擇	藥局(P)	36	−2	−72
	診所(A)	142	+2	+284
	地區醫院(B)	105	+1	+105
	區域醫院(C)	13	−1	−23
	醫學中心(D)	10		
就醫可及性	本　　區	108	+1	+108
	越　　區	24	−1	−24
就醫專業性	正　　面	85	+1	+85
	反　　面	56	−1	−56

居住區域	本　地	237	+1	+237
	外　埠	69	-1	-69
是否有家庭醫師	有	89	+1	+89
	無	217	-1	-217
是否有轉診經驗	有	37	+1	+37
	無	269	-1	-269
是否贊成轉診制度	贊成	161	+1	+161
	反對	17	-1	-17
是否贊成醫藥分業制度	贊成	104	+1	+104
	反對	79	-1	-79

註：指數分析如下

1.看病次數 5 次以下：+2　6-10 次：+1　11-20 次：0

　21-30 次：-1　31-40 次：-2　41 次以上：-3

　（其中若屬慢性病，則修正看病次數 12 次：+1

　20 次：0　21-30 次：-1　31-40 次：-2

　41 次以上：-3）

2.選擇就醫醫院的指數，基層診所：+2

　地區醫院：+1　大型醫院：-1　藥局：-2

3.就醫可及性的指數，本區就醫：+1　越區就醫：-1

4.就醫專業性的指數，正面性：+1　負面性：-1

　　（正面性為受訪者自己認為並讚賞的；負面性則例如：迷信大

　　牌醫生或設備、委託領藥等）

　5.居住區域的指數，本區：+1；外埠：-1

　6.是否有無家庭醫師及轉診經驗，有：+1　無：-1

　7.是否贊成轉診制度及醫藥分業制度，贊成：+1　反對：-1

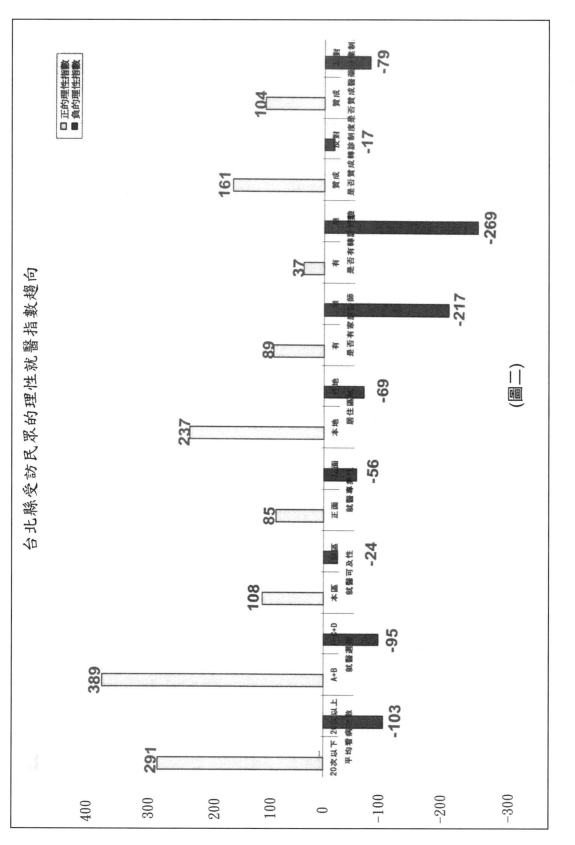

台北縣受訪民眾的理性就醫指數趨向

（圖二）

就醫次數、就醫流向及選擇醫院醫師的原因

在台北縣各次區域的地區醫院受訪的民眾中，以淡水次區域的受訪民眾的看病次數為最少，有 90%的受訪民眾聲稱看病次數為 20 次以下，新店次區域為最高，40%的受訪者看病次數達 20 次以上 (表 6 及圖三)。

表 6. 一年平均看病次數

	人　數	百分比
5 次以下	111	36.3%
6-10 次	69	22.5%
11-20 次	73	23.9%
21-30 次	24	7.8%
31-40 次	8	2.6%
41 次以上	21	6.9%
總　　數	306	100%

（圖三　看病次數的指數趨向）

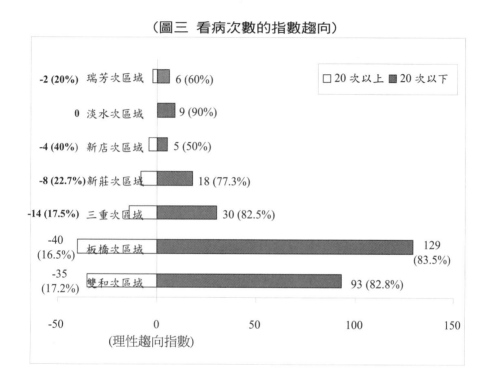

　　本次在地區醫院所訪問到，當身體感到不適時優先選擇的就醫場所最多仍為基層診所，佔 46.4％，其餘依次為地區醫院 34.3％，值得一提的是有將逾一成的受訪地區醫院就診民眾優先選擇藥局（表 7）。

表 7.　生病時會先選擇的就醫場所

	人　數	百分比
藥　　局	36	11.8%
基層門診	142	46.4%
地區醫院	105	34.3%
區域醫院及醫學中心	23	7.5%
總　　數	306	100%

　　再以各次區域的民眾理性求醫行為來分析，可以發現在
地區醫院就診的民眾生病時優先選擇就醫場所多持正面態度
(70%~80%) ，而負面取向只有 (10%~30%) ，表示各次區域
差異不大，而多數到地區醫院求診的民眾生病時優先選擇基
層門診 (圖四) 。

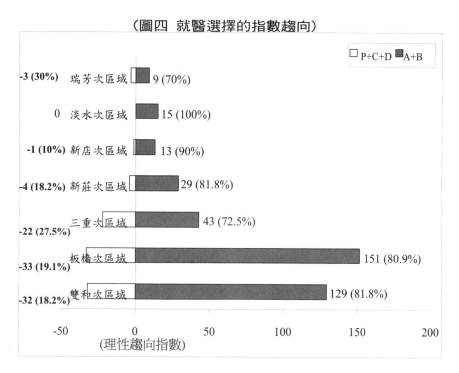

（圖四　就醫選擇的指數趨向）

A：基層醫療院所　　B：地區醫院　　C：區域醫院　　D：醫院中心
P：藥局

　　但在以理性求醫行為分析各次區域地區醫院就診民眾的就醫態度方面，以方便性及專業性的考量最為重要。在就醫方便性中，各次區域大約在 20%~40%，為正面選擇，在同一醫療次區域就醫；越區的負面選向則都在 13.6%以下。惟獨瑞芳有 50%的民眾都是越區治療，其非負面選向，而是因其他區域缺乏地區醫院以上的大型醫院 (表 8 及圖五)。

表 8 民眾選擇至地區醫院就醫的原因

就診原因	人數	百分比
方便	132	43.1%
專業	141	46.1%
病情	32	10.5%
其他	1	0.3%
總人數	306	100%

（圖五　就醫時方便選擇性的指數趨向）

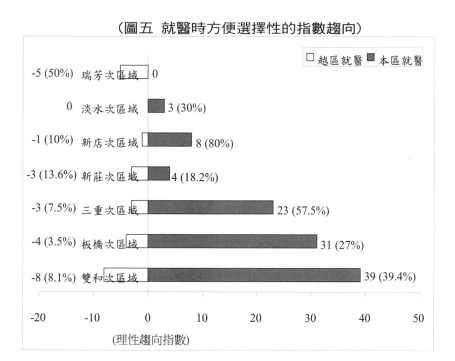

(理性趨向指數)

　　至於專業考量方面，雖然在全縣地區佔的比重最重 (46.1%)，但在各次區域的分析中確可看出板橋次區域有 31.3%為負面取向 (即迷信大牌、設備)，並非以專業考量為優先。其他各次區域則多為正面取向多於負面取向 (圖六)。

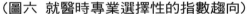

（圖六　就醫時專業選擇性的指數趨向）

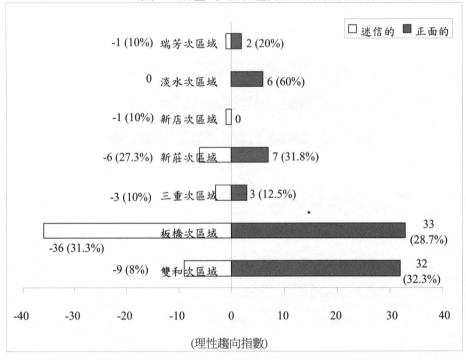

　　大多數受訪者皆會前往自己居住範圍附近的基層醫療診所就醫，越區的情形仍有，但不嚴重。(圖七)

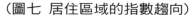

（圖七　居住區域的指數趨向）

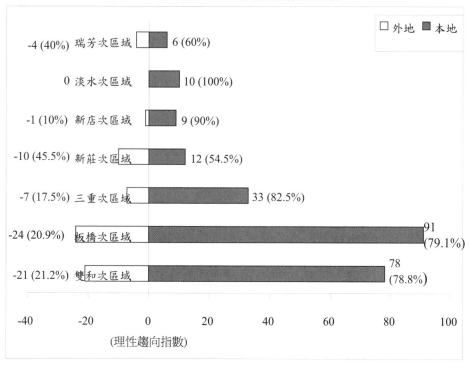

疾病嚴重程度和分類

　　疾病可依其嚴重程度和需要醫療照護的程度分為六級。張苙雲根據此種分類法將行政院衛生署在 1981-1989 間所做的「台灣地區公私立醫院診所診治疾病與傷害調查作業」整理出一個結論，她指出『有相當比例的第一類疾病患者不是在其居住地就醫，而是在非其居住地的醫學中心和區域醫院求醫，此即反映民眾對大型醫院醫療資源有使用不當之處』，但是，『1981—1989 年間台灣的醫療照護系統有許多值得稱許的發展，例如各區域間醫療機構的病人容量拉近了，病人留在當地就醫的比例增加了，顯示求醫的社會成本降低』（張苙雲，1998：107）。

　　我們所得的結果顯示，在訪問地區醫院就診的民眾當中，身體不適時首先會選擇的醫療院所為基層門診或地區醫院，總共佔 78.7%；顯示從 1990~2004 年當中，台北縣地區醫院及基層門診的水準提昇，在先前的研究報告中針對台北市地區醫院門診患者的就醫流向顯示：首先會選擇基層門診為 35.7%，選擇地區醫院為 57.4%，二者相加總計佔了 93.1%；所以無論在台北市或台北縣所做的結果顯現：在地區醫院的民眾就診時優先選擇基層診療。但是，在台北縣也有逾一成地區醫院就診的民眾身體不適時優先選擇藥局（表 3，14.1%），顯示藥局仍有相當健康照護功能。

　　台北縣和台北市仍有一些差距，依「疾病嚴重程度和醫療照護等級」中可看出，可在初級醫療機構處理的佔 54.9%，於次級醫療機構也就是地區醫院所佔比例為 18.6%，初級或次級醫療機構處理為 15.4%，需要三級醫療機構處理的為 1.3%（表 9）。

表 9. 疾病嚴重程度和醫療照護等級

大分類	細分類	數量	百分比	說明
第一類	1	168	54.9%	初級醫療機構處理
	2	57	18.6%	次級醫療機構處理
	4	47	15.4%	初級或次級醫療機構處理
第二類	5	26	8.5%	次級或三級醫療機構處理
	6	4	1.3%	初、次、或三級醫療機構處理
第三類	3	4	1.3%	三級醫療機構處理
合計		306	100.0%	

（疾病可依其嚴重程度和需要醫療照護的程度分為六級）

　　下表「民眾至地區醫院就醫的原因」中顯示：小病佔 45.4
％最高，其次為小手術及回診、雜症所佔比例為 26.1％，值
得注意的是重大傷病只有二位佔 0.7％，這些由門診患者中的
取樣雖然是以一般科別為主，但這在我們從台北市地區醫院
所做研究所得結果接近，在台北市地區醫院就醫原因當中以
小病 65.71％為最多，重大傷病只有 2.85％；以此二者結果顯
示，地區醫院確實肩負有初級或次級健康照護的功能。

表 10.　民眾至地區醫院就醫疾病的分類

原因	人數	百分比
重大傷病	2	0.7％
慢　性　病	44	14.4％
檢　　查	41	13.4％
小手術及其回診、雜症	80	26.1％
小　　病	139	45.4％
總　　數	306	100％

註：雜症係指原因不明的疾病

家庭醫師及轉診制度

在問及是否有家庭醫師時，只有 88 位（ 28.8%）於受訪地區醫院就診的民眾表示有家庭醫師，而沒有或不瞭解家庭醫師的民眾卻佔了 218 位（71.2%），而一般到基層門診就醫的民眾對於醫德及醫術雖然是重要的考慮因素，但往往卻是以方便就醫作為其決定的因素。由這裡顯示出國人並未有成熟的家庭醫師觀念，並且也沒有向固定醫師求診的習慣（如表 11 及圖十）。

表 11. 是否有家庭醫師、對於轉診制度的意見及有無轉診經驗

家庭醫師			轉診制度			轉診經驗		
有	88	28.8%	贊　成	161	52.6%	有	37	12.1%
			反　對	17	5.6%			
無	218	71.2%	沒意見	126	41.2%	無	269	87.9%
			其　他	2	0.7%			
總　數	306	100%	總　數	306	100%	總　數	306	100%

註：此處的轉診經驗包括診所醫師無法處理而建議民眾自行到大型醫院就醫者

　　雖然全縣大多數地區醫院就診民眾表示無家庭醫師，但各次區域仍有所不同。以雙和次區域有 37.4%表示有家庭醫師為最高，而瑞芳地區 100%沒有家庭醫師為最低 (如圖八)。

（圖八　是否有家庭醫師的指數趨向）

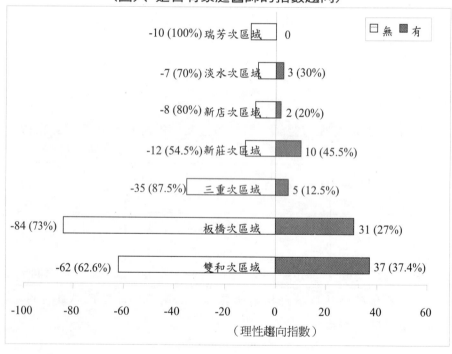

（理性趨向指數）

　　對於是否贊成轉診制度大約逾五成多的民眾表示贊成，反對為 5.6%，沒有意見的最多，佔了將近五成；至於問及是否有轉診經驗，則僅有 12.1%有轉診經驗，多數是沒有的，而擁有轉診經驗的人當中大多是由醫師建議民眾至大型醫院就診，而並非真正寫轉診書過去的，所以有實際轉診的應比此數目還少。

　　在各次區域的理性醫療行為分析中，發現贊成轉診制度與具轉診經驗有著顯著的差異。例如，新莊在贊成轉診取向中為最高 (86.4%) ，具實際轉診經驗也是最高 (18%) 。相反的，在贊同轉診取向第二高的三重次區域 (72.5%) ，在實際轉診經驗卻有最高的負面取向 (92%) (如圖九、圖十)。

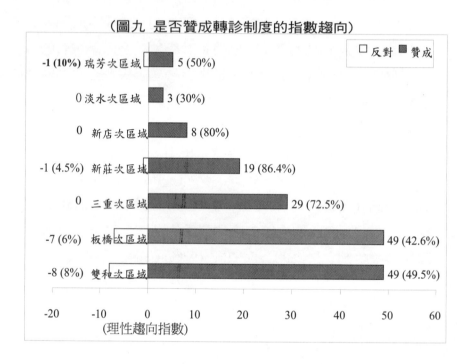

（圖九 是否贊成轉診制度的指數趨向）

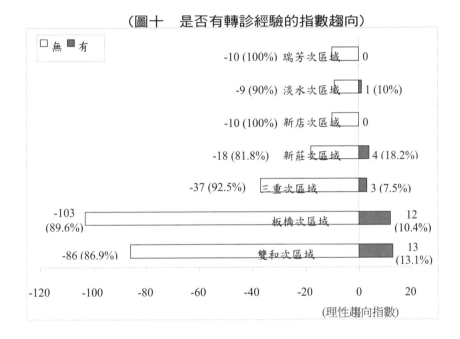

（圖十　是否有轉診經驗的指數趨向）

對於醫藥分業及部分負擔的認同度

　　民眾對於醫藥分業的看法如下表所示，對於反對醫藥分業只的意見主要認為看病及取藥必須分別到不同的地方非常麻煩（表 12 及圖十一）。

表 12. 對於醫藥分業及部分負擔的看法

	醫藥分業		部分負擔	
贊　成	104	34.0%	178	58.2%
反　對	79	25.8%	66	21.6%
沒意見	123	40.2%	54	17.6%
其　它	0	0	8	2.6%
總　　數	306	100%	306	100%

在各次區域的理性醫療行為分析可以看到瑞芳為最低 (10%)，而新店最高 (70%)，新店地區以 54.5%居次 (如圖十一)。

(圖十一　是否贊成醫藥分業之指數趨向)

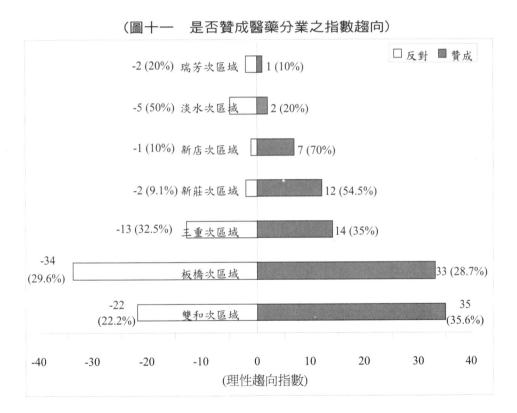

健保滿意度

對於實施全民健保後民眾感覺看病確實比較方便（71.9％），這與台北市地區醫院就診民眾訪查結果（65.7％）非常接近，與健保局所作的滿意度調查（50~70％）亦十分接近。而認為不方便或沒意見的人當中，大都因為候診時間過久(表 13)。

表 13. 健保實施後看病是否比較方便、醫療品質提升的部份及保費是否合理

看病是否方便			有提升的醫療品質			保費是否合理		
方便	220	71.9%	診療	70	22.9%	合理	77	25.2%
不方便	9	2.9%				尚可	85	27.8%
差不多	71	23.2%	藥物	26	8.5%	有點貴	75	24.5%
						沒意見	49	16.0%
其他	6	2.0%	設備	42	13.7%	其　它	20	6.5%
總數	306	100%				總　數	306	100%

對於全民健保實施後地區醫院就診的民眾對保費是否合理，逾五成的就診民眾認為尚可（27.8％）或合理（25.2％），但有不少的民眾也認為有點貴（24.5％）。

性別的影響

　　性別對於生病時優先選擇醫療院所、有無家庭醫師的關係、及對醫藥分業的看法等大致一樣，並無顯著的差異。見以下各表 (表 14、15、16)：

表 14. 性別與生病時優先選擇醫療場所的關係

性別	選擇藥局 人數		選擇基層門診 人數		選擇地區醫院 人數		選擇區域醫院 人數		選擇醫學中心 人數		總計	
男	17	5.6%	58	18.9%	51	16.7%	3	1%	3	1%	132	43.2%
女	19	6.2%	84	27.5%	54	17.6%	10	3.2%	7	2.3%	174	56.8%
合計	36	11.8%	142	46.4%	105	34.3%	13	4.2%	10	3.3%	306	100%

表 15. 性別與有無家庭醫師的關係

性別	有家庭醫師		無家庭醫師		總計	
男	29	9.5%	102	33.3%	131	42.8%
女	56	18.3%	119	38.9%	175	57.2%
合計	85	27.8%	221	72.2%	306	100%

表 16. 性別對醫藥分業的看法

性別	贊成		反對		沒意見		總計	
男	51	16.7%	35	11.4%	48	15.7%	134	43.8%
女	52	17%	47	15.4%	73	23.8%	172	56.2%
合計	103	33.7%	82	26.8%	121	39.5%	306	100.0%

　　性別對部分負擔的看法並無統計上的差異 (如表 17)。

表 17. 性別對部份負擔的看法

性別	合理		不合理		沒意見		其他		總計	
男	77	25.2%	30	9.8%	25	8.1%	3	1%	135	44.1%
女	103	33.6%	37	12.1%	28	9.2%	3	1%	171	55.9%
合計	180	58.8%	67	21.9%	53	17.3%	6	2%	306	100.0%

年齡的影響

　　就醫民眾的年齡分布以 20-30 歲最多計 83 人，31-40 歲
者居次共 63 人。51-60 歲及 41-50 歲之年齡層也有 46 位及
44 位，值得注意的是 71 歲以上也不少，佔 38 位。至於年齡
分布與生病優先選擇就醫地點的關係，可以發現到在 21-30
歲 (14.7%)，31-40 歲 (12.4%)，41-50 歲 (7.5%)，以及
61-70 歲 (3%) 的年齡層，優先選擇基層門診；71 歲以上最
少，僅佔 1.3%。相反的，優先選擇地區醫院的年齡層中以 71
歲以上最多，佔 9.5%。值得參考的是，優先選擇藥局的人數
之中，也以 61-70 歲以上的最少，佔 0.3% (表 18)。

　　在高齡就診民眾中，其求醫行為值得進一步探討。

表 18.　年齡與生病時優先選擇就醫地點的關係

年齡	藥局人數		基層門診人數		地區醫院人數		區域醫院人數		醫學中心人數		總計	
20 歲以下	1	0.3%	4	1.3%	3	1%	0	0%	0	0%	8	2.6%
21-30	13	4.3%	45	14.7%	20	6.5%	3	1%	2	0.7%	83	27.2%
31-40	9	3%	38	12.4%	9	3%	4	1.3%	3	1%	63	20.7%
41-50	3	1%	23	7.5%	16	5.2%	1	0.3%	1	0.3%	44	14.3%
51-60	8	2.6%	19	6.2%	17	5.5%	1	0.3%	1	0.3%	46	14.9%
61-70	1	0.3%	9	3%	11	3.6%	1	0.3%	2	0.7%	24	7.9%
71 歲以上	1	0.3%	4	1.3%	29	9.5%	3	1%	1	0.3%	38	12.4%
合計	36	11.8%	142	46.4%	105	34.3%	13	4.2%	10	3.3%	306	100%

　　就醫民眾的年齡層分布與有無家庭醫師的關係並無統計上的差別 (表 19)。

表 19.　年齡與有無家庭醫師的關係

年齡	有家庭醫師		無家庭醫師		總計	
20 歲以下	2	0.7%	7	2.3%	9	3%
21-30	17	5.5%	64	20.9%	81	26.4%
31-40	20	6.6%	43	14.1%	63	20.7%
41-50	20	6.6%	26	8.5%	46	15.1%
51-60	16	5.2%	31	10.1%	47	15.3%
61-70	5	1.6%	17	5.5%	22	7.1%
71 歲以上	8	2.6%	30	9.8%	38	12.4%
合計	88	28.8%	218	71.2%	306	100%

　　雖然多數就診民眾 (58.8%) 認為部分負擔合理，但其中以 21-30 歲的年齡佔 14.7%最多，而 20 歲以下最少 (1.6%) 。認為不合理的，21-50 歲最多佔 11.8%，而 71 歲以上僅佔 1% (表 20) 。高齡就診民眾贊成政府政策，需進一步探討。

表 20. 年齡對部份負擔的看法

年齡	合理		不合理		沒意見		其他		總計	
20 歲以下	5	1.6%	1	0.3%	2	0.6%	0	0%	8	2.5%
21-30	45	14.7%	18	5.9%	21	6.9%	0	0%	84	27.5%
31-40	33	10.8%	18	5.9%	10	3.2%	1	0.3%	62	20.2%
41-50	20	6.5%	17	5.6%	6	2%	2	0.7%	45	14.8%
51-60	35	11.5%	6	2%	4	1.3%	1	0.3%	46	15.1%
61-70	15	4.9%	4	1.3%	3	1%	1	0.3%	23	7.5%
71 歲以上	27	8.8%	3	1%	7	2.3%	1	0.3%	38	12.4%
合計	180	58.8%	67	22%	53	17.3%	6	1.9%	306	100%

年齡分布對醫藥分業的看法並無統計上有效的差異。

表 21.　年齡對醫藥分業的看法

年齡	贊成		反對		沒意見		總計	
20 歲以下	3	1%	1	0.3%	4	1.3%	8	2.6%
21-30	28	9.2%	22	7.2%	32	10.5%	82	26.9%
31-40	34	11.1%	10	3.3%	19	6.2%	63	20.6%
41-50	15	4.9%	17	5.5%	13	4.3%	45	14.7%
51-60	14	4.6%	16	5.2%	17	5.5%	47	15.3%
61-70	1	0.3%	10	3.3%	12	3.9%	23	7.5%
71 歲以上	8	2.6%	6	2%	24	7.8%	38	12.4%
合計	103	33.7%	82	26.8%	121	39.5%	306	100%

人類學場景（Scene）與儀式（Ritual）分析

場景一

多數地區醫院，整齊乾淨，招牌醒目，少許置放盆栽，有些較大型的地區醫院，外觀宏偉，例如：獨棟，八層樓，油漆嶄新。入門大廳有警衛，候診大廳寬敞，還有許多衛教傳單。讓就診民眾下意識有崇敬的心理，這是由場景引發出較高的崇拜儀式。

場景二

有些醫院地點位於熱鬧地段，醫院外車水馬龍，院內熱鬧異常，救護車及各種車輛熙來攘往，幾乎到了摩肩擦踵的地步，民眾擠進擠出，有搶購的心態。

場景三

另有些醫院，門面小，不起眼，設備不多，病患不多，但是服務親切，提供一個方便解決病痛的地方，就診民眾有如到傳統雜貨店。

場景四

婦產專科醫院標榜最新設備，在單科方面擁有醫學中心的設備，讓民眾覺得品質不亞於醫學中心，病患就診的儀式

似乎到全國最好設備的醫院，得到品質最好的服務。

場景五

　　規模小，門口較凌亂，內部科別不多，並沒有招牌醫師或是足以炫燿的設備，但是比一般診所大一些，多一些設備，提供比診所稍多的服務，民眾就診的儀式並不顯著，多因交通方便或是其為地區唯一之醫院。

場景六

　　有些醫院略具規模，但大廳空蕩，負責醫師年紀已高接近退休狀態，設備無法更新，多數病患為慢性病患者，扮演長期照護的角色。如受到新成立的醫院或診所的競爭，再加上負責醫師年紀已長，不易轉型，患者就診儀式比較接近家庭照護。

場景七

　　醫院外觀也許不起眼，也許很具規模，但有一共同的特點——戒備森嚴，鐵絲網團團圍住。門禁也森嚴，進出 IC 卡、簽名，拒絕訪客，拒絕錄影。簡直像監獄或軍營，它就是精神療養院。台北縣一共 8 家，適時地替台北市舒緩精神病患的壓力，無法訪問患者，但訪問醫院經營者後得知，這是另外一個世界，不是正常的就診儀式，提供了一個喘息照顧，特別是替家屬，幾乎是解脫了大部分。

第六章

結論與討論

健保與醫療體制

　　全民健保 (1995) 實施後，基本上醫療資源增加，醫事人員及醫療機構大幅成長，民眾就醫時應更方便許多，民眾理應期望能在居住區域得到妥善的醫療服務。其實台灣的經濟社會在 80 年代也是一直在進步中，例如：1981-1989 年，衛生署所做的「台灣地區公私立醫院診所診治疾病與傷害調查作業」便指出『有相當比例的第一類疾病患者不是在其居住地就醫，而是在非其居住地的醫學中心和區域醫院求醫，此即反映民眾對大型醫院醫療資源有使用不當之處』，但是『1981-1989 年間台灣的醫療照護系統有許多值得稱許的發展，各區域醫院間醫療機構的病人容量拉近了、留在當地就醫的病人比例增加了等等。』(張苙雲，1998：107)。

　　民眾原先期望全民健保使醫療體系更加健全，所增加的醫療資源用於加強基層醫療的服務品質。但結果是十年來大型醫院、醫學中心之急速擴增，地區醫院反而嚴重萎縮。許多地區醫院轉為以診所的型態經營，但地區醫院實擔負著全

民健康之初級及次級之第一線健康照護重責，其存在性非常重要。可是，如本研究所示，台北縣地區之地區醫院正逐漸萎縮中，有些停業，有些轉為診所，或醫療功能縮限到「換腎中心」或「呼吸照護中心」，此趨勢對台北縣民眾的健康照護是相當嚴重的挑戰。

全民健保是社會保險，既是保險制度，又強調社會性。但中央政府並不編列預算支付社會福利部分，必須由健保局自付盈虧，卻又不允許健保保費調漲。如此一來，行政不能獨立自主，給付要求擴大，保險費又無法調整因應，健保財務便益行困難。

其間，健保局一直推出多項改革方案，包括論人計酬、部分負擔、醫藥分業、合理門診量及總額給付制度。但論人計酬要成立「醫療聯盟」作為支付單位，成本更大，後來沒有實施。部分負擔隱含抑制藥費的效果，但彌補不了健保的財務缺口。醫藥分業，雖然有助於釋出處方箋，但多數的情況是基層醫療院所需自備藥局及藥劑師，雖然提昇醫療水準但也加重了基層醫療的成本。合理門診量是降低了一些大型醫院的門診病患人數，但還是無法平衡健保財務。接下來便是總額預算，健保卓越計畫自 93 年 7 月 1 日實施以來，諸多爭執產生，尤以總額預算支付制度，易造成地區醫院經營不易。不但對區域醫院或醫學中心相對失去競爭力，而且對診所及門診中心又屬同門診、住院健保支付比率，造成經營上更大的困難。門診、住院比率應維持 45：55，雖已允許地區醫院依特性自行調整，但地區醫院的醫療服務與資源的比重仍是越來越少。

求醫行為與健保制度

　　一般咸認台灣地區民眾愛逛醫院，愛看病，愛上大醫院。從台北縣的地區醫院就醫民眾訪談結果顯示並不全然是如此。由本研究訪談結果可知，台北縣地區醫院就診民眾生病時優先選擇基層診所及地區醫院 (78.7%)，但仍有 14%的地區醫院就診民眾優先選擇藥局。顯示藥局仍有其重要性。多數民眾生病時仍以居住地區的基層醫療院所為優先選取的對象，而選擇醫療院所的因素也以交通方便、離家近為最多，其次才是醫師的專業級就診的方便性。

　　究竟最初就醫場所的選擇和轉換求醫點的原因，是否完全符合「行為動機理論」，從訪談結果顯示，國人對於「方便性」一詞涵義較廣。除了地緣方便外，亦指看診、取藥之方便。這種求醫方便性的邏輯，每個民眾有自己的一套看法，也因地域不同，看法也有所不同。

　　譬如在瑞芳鎮，居民非常依賴當地的地區綜合醫院，且因全民健保，使得民眾覺得方便許多，除非是比較嚴重或是一時不易痊癒的病症，民眾便會自行前往大型醫院。因此，全數的 10 位受訪民眾表示沒有家庭醫師也沒有轉診經驗。其方便性是因為本地區醫院為當地最專業性的醫院。又如，永和市有四家地區醫院，民眾到地區醫院以專業性考慮為第一優先 (22/40)，每家地區醫院都設備好、交通方便、業務量很大。其方便性是因為醫院的專業、設備、服務及交通都十

分便利。因此，Ajzen 所發展的計畫行為因素是根據態度、主觀價值標準、接受的行為控制等三者的關係。而本研究認為求醫行為的研究也應包括文化理念、價值觀及地域特性。

民眾至地區醫院就醫原因以一般小病 (45.4%)，或是小手術及其回診，雜症 (26.1%) 為主，重大傷病僅佔 (0.7%) ；另外慢性病也佔了 (14.4%) 為第三位，此一結果與台北市調查報告相似。顯示台北縣市地區醫院確具有基層門診及長期照護的功能。

多數民眾 (179/306) 聲稱每年看病次數在 10 次以下 (5次以下為 111 人，5-10 次為 68 人) ，低於全台灣每年看病次數的平均值的 14 次。雖然無法證實確實的門診次數，但仍然可視為一種意向 (Intention) ，企圖減少就醫次數，這與一般認為台灣地區民眾「愛看病」是有出入的。

受訪地區醫院就診民眾有近半數對轉診制度表示贊成 (52.6%) ，雖然僅 28.9%聲稱有家庭醫師，但僅有 12.1%的民眾有轉診經驗，多數為口頭介紹民眾自行前往，而非醫師開立轉診書之轉診。轉診制度不易落實與健保制度及醫師的醫療行為有關。本研究發現不同於一般以往結構式問卷所得到的結果是，12.1%有轉診經驗的民眾，絕大多數的情況是民眾自行前往而非經由醫師推薦轉診。其原因不單是民眾自行決定前往自認為適當的醫療院所就醫，而是由於醫療體系轉診的機會太少。如果說是求醫行為缺乏理性，應該再考慮整體的醫療制度為先。

受訪之地區醫院就診民眾對於全民健保覺得方便達 71.9%，與台北市相似 (65.7%) ，且與健保局所做民眾對全

民健保滿意度的調查之結果接近 (50~70%)。但能確定醫療品質有所提升的僅有 22.9%，覺得健保藥物品質提升的僅8.5%，覺得健保設備品質提升的僅 13.7%。民眾覺得方便或是滿意度高達六成以上，這是健保的成就，也是安定社會的一大力量。但其背後隱藏的危機是醫療給予增加、財務壓力加大，另一現象是多數民眾不確定在健保實施後醫療品質有所提升。

對於保費是否合理，25.2%的就診民眾認爲合理，且有27.8%認爲尙可接受，兩者合計則逾五成。但是覺得有點貴也佔 24.5%，這與台北市調查 (25.7%) 的結果相似。結果顯示約有四分之一的地區醫院就診民眾覺得繳保費負擔較重。雖有過半的民眾認爲保費合理或可接受，但健保財務虧損，如果要調高保費或是增加部分負擔，都會造成民眾經濟上的壓力。

高齡就診民眾求醫行爲理性指數最高，值得進一步探討。高齡民眾特別是 71 歲以上並不少，佔了 38 位。生病時優先選擇藥局的，在各年齡層中，61-71 歲以上民眾佔最少，僅 0.6%。優先選擇地區醫院的年齡層也已 71 歲以上爲最多，達到 9.5%。而此年齡層的民眾認爲部分負擔合理者佔13.7%，僅次於最高的 21-30 歲年齡層的 14.7%；反之，認爲部分負擔不合理者佔 1%，僅次於 20 歲以下年齡層的 0.3%。高齡民眾體恤並贊成政府政策，也許是因爲社會福利措施較以前完整，特別是比勞保公保時期看病較爲容易，對部分負擔的看法也認爲沒有不合理之處。

多數民眾自認爲每年就醫次數遠低於 10 次，且大部份生

病時優先選擇基層診所及地區醫院。過半數的民眾贊成轉診制度及部分負擔，對政府衛生政策多願配合，很少有逛醫院及生病時優先選擇大型醫院的現象，顯示台北縣地區醫院就診民眾就醫「意向」趨於理性。

參考文獻

中文書籍

張苙雲

1998　《醫療與社會：醫療社會學的探索》。台北：巨流。

張苙雲　謝幸燕

1994a　「就醫流向的長期趨勢。」《中華衛誌》13(1)：54-76。

1994b　「醫療資源的成長與分佈--制度面成因的思考。」《人口學刊》
　　　　16：79-106。

劉見祥

1999　「全民健保支付制度之趨勢。」《醫院》32 (6)：15-20。
　　　與言》37 (1)：241-271。

賴文福

1999　《台灣地區醫療資源集中化對基層醫療的影響—以台灣及美
　　　國俄亥俄州為例，比較中美醫療體系之不同》。蔣經國國際學
　　　術交流基金會年度報告。

2000　「民族誌學—Step By Step」《David M.Fetterman 原著　賴文福
　　　譯著》。台北：弘智。

2003　「田野民族誌-人類學指導手冊」《Paul Kutsche 原著　賴文福

譯著》　19-26;61-75。台北：華泰。

1994-2003　地區執業醫師及醫療機構統計----中華民國醫師公會全國
聯合會。

英文書目與期刊

Andersen, R. (1968)　"A Behavioral Model of Families' Use of Health
Services, Chicago Research series#25.：Center for Health"
Administration Studies University of Chicago.

Ajzen, I. (1974)　"Effects of information on interpersonal
attraction:similarity versus affective value." J Pers Soc
Psychol.1974 Mar; 29(3)：p374-p380.No abstract available. PMID
4814127 〔PubMed–indexed for MEDLINE〕

Ajzen, I. (1991)　"The theory of planned behaviour." Organizational
Behaviour and Human Decision Processes. 50：179-211

Boscarino and Steiber (1982)　"Hospital shopping and consumer
choice. "J Health Care Mark 2(2)：p15-p23.

Egunjobi, L. (1983)　"Factors Influencing Choice of Hospitals :A Case
Study of the Northern Part of Oyo Sate" Social Science &
Medicine 17(9)：p585-p589.

Flether et al., (1983)　"Patients' Priorities for Medical Care. " Medical
care. 21(2)：p234-p242.

Fishbein, M. and Ajzen, I. (2005)　"Theory-based behavior change
interventions:comments on Hobbis and Sutton." J Health
Psychol10 (1)：p27-p31;discussion:p37-p43.

Hsueh, Y.S., Lee, S.Y. and Huang, Y.T. (2004) "Effects of global budgeting on the distribution of dentists and use of dental care in Taiwan." Health Services Research 2004 Dec;39(6 Pt 2)：2135-53.

Inguanzo, J.M. and Harju, M. (1985) "What Makes Consumer Select a Hospital?" Hospitals 59(5)：p90-p94.

Javalgi, R.G. and Rao, S.R.et al. (1991) "Choosing a Hospital:analysis of consumer tradeoffs." J Health Care Mark 11(1)：p12-p22.

Lane, P.M. and Lindquist, J.D. (1988) "Hospital Choice:a summary of the key empirical and hypothetical findings of the 1980s." J Health Care Mark 1988 Dec;8(4)：p5-p20.Review.PMID 10303067 〔PubMed–indexed for MEDLINE〕

Mechanic, D. (1979) Correlates of Physician Utilization: "Why do major multivariate studies of physician utilization find trivial psycho social and organization effects?" Journal of Health and social Behavior. (20)：p387-p396

Penchansky, R. and Thomas, J.W. (1981) The Concept of Access:Definition and Relationship to Consumer Satisfaction,19：127-40.

Rosenstock, I.M. (1966) "Why people use health services?" Milbank Memorial Fund Quartery 44(3)suppl：p94-p127.

Suchman, E.A. (1965) "Health orientation and medical care." American Journal of Public Health 55(November)：p94-p105.

附錄

1.研究調查問卷。

2.根據衛生署之評鑑規定，地區醫院之定義如下：

包括至少具有內、外、婦、兒四科，且有急診處理能力與具有一百至二百病床之公私立醫院，以提供一般性住院醫療及專科門診醫療服務為主，估計每一地區醫院服務十萬人。

地 區 醫 院 之 評 鑑		
分類	項目	地區醫院標準
一、設施	(1)總樓地板面積	平均每床應有 30 平方公尺
	(2)病房設施	1. 應符合醫療機構設置標準 2. 病房中如設單人床者，則每病床所佔病房最小面積為 9.3 平方公尺 3. 病室中每張床必須設有可調整病床高低之槓桿
	(3)安全設備及一般設備	應具機電、安全、消防、供水、緊急供電設備，並應符合醫療機構設置標準。污水及廢棄物處理符合水污染防治及廢棄物清理法有關規定
	(4)保險病床比例	公立醫院應佔其總病床數的百分之七十五以上；私立醫院應佔百分之六十以上

二、人員	(1)員工總人數	專任員工總人數每床應有一名
	(2)醫師總數	應符合醫療機構設置標準 1.應辦理職業登記 2.以實際登記的總病床數計 如為外科系醫院至少應有特約麻醉專科醫師 如設置精神科，應符合醫院精神部門評鑑標準中地區醫院之標準
	(3)護理人員	應符合醫療機構設置標準
	(4)藥事人員	1.每50床至少一名 2.80張門診處方以上應有一名，每增加100張處方應增加一名 3.應有藥師一人以上
	(5)醫事檢驗人員	應符合醫療機構設置標準
	(6)醫用放射線技術人員	應符合醫療機構設置標準
	(7)核子醫學科人員	
	(8)復健技術人員	
	(9)精神科人員	如設置精神科，應符合醫院精神部門評鑑標準中地區醫院之標準
	(10)社會工作人員	
	(11)營養師	應符合醫療機構設置標準
	(12)病歷管理人員	應符合醫療機構設置標準

三、醫療業務及設備	(1)醫療業務	應符合醫療法規定
	(2)急性病床數	
	(3)診療科別	
	(4)急診業務	如同時申請教學醫院評鑑者，應符合醫院急診部門評鑑標準中地區醫院之標準
	(5)手術及麻醉作業	1.綜合醫院及外科系醫院應具備手術室並符合醫療機構設置標準 2.應具手術時之生命監視系統
	(6)產房	綜合醫院及婦產科醫院設產房者，應符合下列規定： 1.產房之設備應符合醫療機構設置標準 2.應具胎兒監視器 3.應具恢復室 4.應具工作手冊及產房日誌
	(7)嬰兒室	綜合醫院及婦產科醫院設嬰兒室者，應符合下列規定： 1.嬰兒室之設備應符合醫療機構設置標準 2.設更衣室及洗手台 3.應具隔離之早產兒室 4.應具急救設備
	(8)加護病房	

(9)藥事作業	1. 藥局之設備應符合醫療機構設置標準中綜合醫院之規定
	2. 藥局作業應訂定工作說明、作業程序並保留作業紀錄
	3. 應負責藥品處方之稽核及調劑
	4. 交付病人之藥袋應明確標示藥品名稱與數量
	5. 應負責藥品資訊之蒐集及提供
	6. 應訂定藥品規格標準；並負責藥品之購置、驗收、儲備、保管與供應
	7. 有關藥品進出庫、使用量應有詳細帳目以供稽核
	8. 應提供病患用藥指導及藥物使用評估之服務
(10)檢驗作業	1. 應具獨立之檢驗作業室
	2. 應具一般臨床鏡檢、寄生蟲、生化及血液檢查之能立及必要設備
	3. 至少應能執行細菌格蘭氏染色、簡單檢體接種、及血液交叉試驗
	4. 綜合醫院應具細菌檢查之能力與必要設備
	5. 臨床檢驗應建立轉介服務
(11)輸血作業	綜合醫院及外科系醫院應具輸血作業能力，並符合下列規定：
	1. 應有醫師負責
	2. 工作場所寬敞並有空調設備
	3. 應有儲血及供血之設備

(12)放射線診療作業	設放射線診斷設備者應符合下列規定： 1. 醫療機構設置標準中綜合醫院之規定 2. 應有領有醫用游離輻射設備操作執照之醫師 3. 應有專用之適當控濕場所，並以合理之分類方式存放 4. 應具急救設備
(13)病理作業	
(14)復健醫療作業	
(15)精神科	如設置精神科，應符合醫院精神部門評鑑標準中地區醫院之標準
(16)核子醫學	
(17)牙科	
(18)特殊醫療服務	
(19)醫務社會服務工作	
(20)營養部門	
(21)病歷部門	1. 應有受過專業訓練之專人管理病歷 2. 應建立病歷檔案管理及調閱制度 3. 應採用資訊設備協助病歷作業 4. 病歷有系統歸檔 5. 病歷閱覽室位置適當並備有未完成病歷之放置格架 6. 應有手術索引、疾病索引、病人索引 7. 病歷市應具防水、防火、通風設備

	(22)社區衛生服務	1. 應有專責單位辦理轉診業務 2. 應有專人負責訂定及執行住院病人之出院計劃 3. 應提供衛教及繼續性居家照護或轉介相關單位 4. 應參與醫療網活動
	(23)員工健康檢查	應對在職員工施行定期健檢,對於從事特別危害健康之作業者,應定期施行特定項目之健檢
四 、 重 視 病 人 安 全 及 品 質 保 證	(1)病人安全及醫療品質審查	1. 提供以病人為中心的醫療作業,並重視病人安全 2. 手術切除的標本均應有病理檢驗報告 3. 剖腹產百分比不高於百分之二十 4. 應有死亡個案報告紀錄 5. 應定期製作門診、住院手術、生產等統計報表 6. 平均住院日合理
	(2)感染控制	1. 應有參加感染控制講習之醫師負責 2. 應有受過感染控制訓練之兼任或專任護理人員至少一名 3. 應製作醫院感染控制之執行紀錄 4. 應有院內感染監測月報表及有關會議記錄 5. 應依規定向衛生單位報告法定及報告傳染病 6. 應有預防院內感染基本設施及其維護紀錄 7. 從事院內感染控制人員應參加在職教育
	(3)人體試驗	

(4)藥事作業品質保證及重視病人用藥安全	1. 至少有一藥事人員負責下列業務： (A)藥品之申購、驗收、儲備、保管與供應 (B)藥品諮詢服務 2. 藥師處方除記載於病歷外，應另具處方簽 3. 應用藥品使用趨勢分析統計及檢討措施 4. 藥事作業品質保證之執行，並注重病人用藥安全 5. 應具醫院藥品處方集或常備藥品表 6. 藥事人員應有職前及在職教育

	(5)護理服務品質保證及重視病人安全	1. 護理行政應符合下列標準： 　(A)護理作業有健全組織工作目標及獨立之功能 　(B)訂有年度工作計劃及有效執行 　(C)訂有合理之護理人事管理制度 2. 護理服務及品管之效能應符合下列規定： 　(A)應持續提昇護理照護品質，並重視病人安全 　(B)護理單位訂有各科護理常規及工作手冊，據以執行日常業務 　(C)各科均執行護理評估及訂定照護計劃並設有護理紀錄 　(D)確實執行醫囑及病患護理，並做紀錄 　(E)護理指導均列入病人之護理計劃中，並有執行紀錄 　(F)夜、晚班設有總負責人，督導各單位晚、夜班護理工作並有交班報告 　(G)護理醫療用品充分供應，並有汰舊更新計劃及專人維護 　(H)有護理品管制度並定期進行稽核與改進 　(I)護理人員應有職前及在職教育

(6)檢驗作業品質管制	1. 應有各類檢驗、檢查報告，並備有檢驗紀錄簿及儀器維修紀錄 2. 臨床鏡檢、寄生蟲、生化、血液檢查與細菌革蘭式染色、及簡單檢體接種應訂有作業手冊，並定期修訂 3. 應有檢驗室內之品質管制措施及紀錄 4. 應參加衛生署指定檢驗間之品質管制計畫並有紀錄 5. 應注重空調、廢水及廢棄物處理與安全措施 6. 醫事檢驗人員應有職前及在職教育
(7)輸血作業品質管制	綜合醫院及外科系醫院應符合左列規定： 1. 應有輸血委員會，並有定期會議記錄 2. 儀器及試藥應做定期品質管制措施並應有儀器維修紀錄和資料回報 3. 應有輸血前檢驗及輸血反應紀錄 4. 血庫人員應參加在職教育並備有紀錄 5. 應參加輸血檢驗精準度調查，並訂有作業手冊，定期修訂
(8)放射線診療品質管制	1. 應有輻射線防護措施與定期檢查及放射線設備保養並備紀錄 2. 放射線診療應有報告並備有紀錄簿 3. 醫事人員應有在職教育及進修機會

	(9)病歷管理	1.應具有病歷審查之功能 2.應有病歷完整性之審查表格並進行普查 3.應辦理醫療業務統計 4.病歷室隨時留有執勤人員二十四小時抽調病歷 5.病歷保密規定嚴格執行 6.疾病分類以 ICD-9-CM 進行
	(10)醫病關係之促進	應建立病人申訴管道
五、指定項目評估	住院 診斷 處置 用藥 手術 病歷寫作	經評估符合水準

索　引

二十 劃

二十一 劃

弘 智 文 化 價 目 表

弘智文化出版品進一步資訊歡迎至網站瀏覽：http://www.honz-book.com.tw

書名	定價		書名	定價
社會心理學（第三版）	700		生涯規劃：掙脫人生的三大桎梏	250
教學心理學	600		心靈塑身	200
生涯諮商理論與實務	658		享受退休	150
健康心理學	500		婚姻的轉捩點	150
金錢心理學	500		協助過動兒	150
平衡演出	500		經營第二春	120
追求未來與過去	550		積極人生十撇步	120
夢想的殿堂	400		賭徒的救生圈	150
心理學：適應環境的心靈	700			
兒童發展	出版中		生產與作業管理（精簡版）	600
為孩子做正確的決定	300		生產與作業管理(上)	500
認知心理學	出版中		生產與作業管理(下)	600
醫護心理學	出版中		管理概論：全面品質管理取向	650
老化與心理健康	390		組織行為管理學	800
身體意象	250		國際財務管理	650
人際關係	250		新金融工具	出版中
照護年老的雙親	200		新白領階級	350
諮商概論	600		如何創造影響力	350
兒童遊戲治療法	500		財務管理	出版中
認知治療法概論	500		財務資產評價的數量方法一百問	290
家族治療法概論	出版中		策略管理	390
婚姻治療法	350		策略管理個案集	390
教師的諮商技巧	200		服務管理	400
醫師的諮商技巧	出版中		全球化與企業實務	出版中
社工實務的諮商技巧	200		國際管理	700
安寧照護的諮商技巧	200		策略性人力資源管理	出版中
			人力資源策略	390

書名	定價		書名	定價
管理品質與人力資源	290		社會學：全球性的觀點	650
行動學習法	350		紀登斯的社會學	出版中
全球的金融市場	500		全球化	300
公司治理	350		五種身體	250
人因工程的應用	出版中		認識迪士尼	320
策略性行銷（行銷策略）	400		社會的麥當勞化	350
行銷管理全球觀	600		網際網路與社會	320
服務業的行銷與管理	650		立法者與詮釋者	290
餐旅服務業與觀光行銷	690		國際企業與社會	250
餐飲服務	590		恐怖主義文化	300
旅遊與觀光概論	600		文化人類學	650
休閒與遊憩概論	600		文化基因論	出版中
不確定情況下的決策	390		社會人類學	390
資料分析、迴歸、與預測	350		血拼經驗	350
確定情況下的下決策	390		消費文化與現代性	350
風險管理	400		肥皂劇	350
專案管理師	350		全球化與反全球化	出版中
顧客調查的觀念與技術	450		社會資本	出版中
品質的最新思潮	450			
全球化物流管理	出版中		教育哲學	400
製造策略	出版中		特殊兒童教學法	300
國際通用的行銷量表	出版中		如何拿博士學位	220
許長田著「行銷超限戰」	300		如何寫評論文章	250
許長田著「企業應變力」	300		實務社群	出版中
許長田著「不做總統，就做廣告企劃」	300		現實主義與國際關係	300
許長田著「全民拼經濟」	450		人權與國際關係	300
許長田著「國際行銷」	580		國家與國際關係	300
許長田著「策略行銷管理」	680			
			統計學	400

書名	定價		書名	定價
類別與受限依變項的迴歸統計模式	400		政策研究方法論	200
機率的樂趣	300		焦點團體	250
			個案研究	300
策略的賽局	550		醫療保健研究法	250
計量經濟學	出版中		解釋性互動論	250
經濟學的伊索寓言	出版中		事件史分析	250
			次級資料研究法	220
電路學（上）	400		企業研究法	出版中
新興的資訊科技	450		抽樣實務	出版中
電路學（下）	350		審核與後設評估之聯結	出版中
電腦網路與網際網路	290			
應用性社會研究的倫理與價值	220		書僮文化價目表	
社會研究的後設分析程序	250			
量表的發展	200		台灣五十年來的五十本好書	220
改進調查問題：設計與評估	300		２００２年好書推薦	250
標準化的調查訪問	220		書海拾貝	220
研究文獻之回顧與整合	250		替你讀經典：社會人文篇	250
參與觀察法	200		替你讀經典：讀書心得與寫作範例篇	230
調查研究方法	250			
電話調查方法	320		生命魔法書	220
郵寄問卷調查	250		賽加的魔幻世界	250
生產力之衡量	200			
民族誌學	250			

十年健保回顧

地區醫院民眾之求醫行為分析

——以台北縣為例

作　　者／賴文福

出　版　者／台北醫學大學醫學人文研究所

發　行　者／弘智文化事業有限公司

　　　　　　登記證：局版台業字第 6263 號

　　　　　　地址：台北市大同區民權西路 118 巷 15 弄 3 號 7 樓

　　　　　　E-mail:hurngchi@ms39.hinet.net

　　　　　　郵政劃撥 19467647　戶名：馮玉蘭

　　　　　　電話：886-2-2557-5685　　0921-121-621　　0932-321-711

　　　　　　傳真：886-2-2557-5383

　　　　　　網站：www.honz-book.com.tw

攝　影　者／辜紘志、王靜慧

發　行　人／邱一文

經　銷　商／旭昇圖書有限公司

　　　　　　地址：台北縣中和市中山路二段 352 號 2 樓

　　　　　　電話：（02）22451480　　傳真：（02）22451479

製　　　版／信利印製有限公司

版　　　次／94 年 6 月初版一刷

定　　　價／250 元

ISBN ／986-7451-08-2

國家圖書館出版品預行編目資料

十年健保回顧：地區醫院民眾之求醫行為分析
：以臺北縣為例 / 賴文福著. -- 初版. --
臺北市：弘智文化, 民94
面；　公分
ISBN 986-7451-08-2(平裝)

1. 醫學社會學　2. 醫療服務 - 臺北縣

410.14　　　　　　　　　　　　　94005467